AF617864

Angewandte Ethik
Medizin

Herausgegeben von
Nikolaus Knoepffler | Peter Kunzmann | Reinhard Merkel
Ingo Pies | Anne Siegetsleitner | Florian Steger

Band 9

Laura Fiedermann

Die Debatte über die Einführung der Widerspruchsregelung bei der Organspende in der deutschen Qualitätspresse

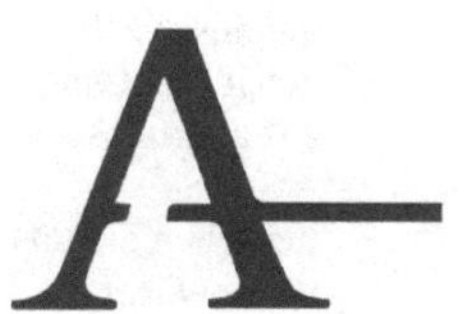

VERLAG KARL ALBER

Onlineversion
Nomos eLibrary

Die Deutsche Nationalbibliothek verzeichnet diese Publikation in der Deutschen Nationalbibliografie; detaillierte bibliografische Daten sind im Internet über http://dnb.d-nb.de abrufbar.

Zugl.: Jena, Univ., Diss., 2023

ISBN 978-3-495-99426-9 (Print)
ISBN 978-3-495-99427-6 (ePDF)

1. Auflage 2023

Besuchen Sie uns im Internet
verlag-alber.de

Geleitwort

Frau Laura Fiedermann stellt in ihrer Dissertation »Argumentative Gewichtung der Widerspruchsregelung in ausgewählten deutschen Printmedien – eine medizinethische Untersuchung« umfassend und detailliert die printmediale Berichterstattung zum Gesetzesvorhaben der Einführung der Widerspruchsregelung in Deutschland durch fünf überregionale bundesdeutsche Zeitungen, der Zeit, der Welt, der taz, der SZ und der FAZ, dar. Dabei wird der Zeitraum von der Ankündigung des Gesetzesvorhabens bis zur Abstimmung im Bundestag, also der Zeitraum von September 2018 bis Januar 2020 untersucht. Damit wird das Ziel verfolgt herauszufinden, welche Themenfelder im Rahmen der Thematik besondere Bedeutung erlangt haben, wie die Zeitungen Befürwortern und Kritikern des Gesetzesvorhabens Raum geben und worauf der Fokus der Berichterstattung liegt.

Die Arbeit ist von großer aktueller und systematischer Bedeutung, da die es bei der Frage der Einführung der Widerspruchsregelung darum geht, ob der Lebensschutz oder die Zumutbarkeit eines Widerspruchs an der Verwendung des eigenen Leichnams ein höheres Gewicht haben. Bewundernswert ist, dass Frau Fiedermann als Medizinerin hervorragend Einsichten der Kommunikationswissenschaften in der Auswertung von Texten von Printmedien mit einer zentralen ethischen Fragestellung zu verbinden vermag. Sie verwendet dabei die klassische Methodik einer qualitativen Inhaltsanalyse, wertet diese quantitativ aus, wobei sie eine induktive Kategorienbildung zugrunde legt. Die Inhaltsanalyse fasst die Texte zusammen, expliziert bei Unklarheiten den Bedeutungsinhalt mit Hilfe von weiteren Textbausteinen und strukturiert die Texte nach sinnvoll gewählten Kategorien, nämlich dem Hirntodkriterium, der Verhältnismäßigkeit, dem Recht auf Nichtbefassen mit dem Thema, dem Lebensschutz, der Erleichterung für die Angehörigen, dem Allgemeinwohl, der Vertrauensfrage vor dem Hintergrund des Transplantationsskandals, der Wirkmächtigkeit einer Widerspruchsregelung sowie der Haltung der Kirchen als wichtiger gesellschaftlicher »Player«.

Frau Fiedermann gelingt es durchgängig, die jeweiligen Beiträge in den Zeitungen gemäß den gewählten Kategorien zu referieren und dabei auch sinnvoll zu interpretieren. Sie weist überzeugend nach, dass die Beiträge die öffentliche Debatte ebenso widerspiegeln wie die politischen Debatten im Bundestag. Es wird klar ersichtlich, dass in diesen Debatten die Gegner einer Widerspruchsregelung die Meinungsführerschaft haben, unterstützt von den Kirchen, die ebenfalls eine Einführung der Widerspruchsregelung ablehnen. Es überrascht darum das Ergebnis der Abstimmung im Bundestag nicht.

Eine besondere Stärke in der Darstellung von Frau Fiedermann besteht darin, dass sie die jeweiligen Beiträge »sine ira et studio« zu kategorisieren und referieren vermag, obwohl sie sich klar zu einer Widerspruchsregelung bekennt. Dies ist umso bemerkenswerter, da manche Äußerungen, die in den Printmedien präsentiert werden, zu fundamentaler Kritik einladen würden. Der Ertrag dieser innovativen und anspruchsvollen, zudem transdisziplinären Forschungsarbeit ist in zweifacher Hinsicht bemerkenswert: Inhaltlich weist Frau Fiedermann überzeugend nach, wie sehr die öffentliche Meinung, wie sie die fünf überregionalen, wohl wichtigsten bundesdeutschen Zeitungen wiedergeben, den Lebensschutz der Wenigen dem sehr weit gefassten Selbstbestimmungsrecht der Vielen unterordnen (in der Coronapandemie hat sich das Verhältnis hier umgekehrt!). Methodisch hat sie eine paradigmatische Bedeutung, da es sinnvoll wäre, auch zu anderen medizinethischen Themen zu untersuchen, wie in den Medien die entsprechenden Thematiken dargestellt und so die öffentliche Meinung geprägt und die politische Entscheidungsfindung beeinflusst wird.

Frau Fiedermann legt hier ein Buch vor, das gerade vor dem Hintergrund des neuerlichen Vorstoßes von Gesundheitsminister Lauterbach, die Widerspruchsregelung einzuführen, genau zur richtigen Zeit erscheint. Wer an den Debatten um eine Verbesserung des Transplantationsgesetzes interessiert ist, dem kann dieses Buch die Augen öffnen, welche Macht die Medien haben, ob in den Debatten der Fokus beispielsweise auf die Angst, zu früh für tot erklärt zu werden, gelegt wird oder im Zentrum steht, Menschenleben mit Hilfe der Organspende zu retten.

Nikolaus Knoepffler, Leiter des Bereichs Ethik in den Wissenschaften und (komm.) des Instituts für Geschichte, Theorie und Ethik der Medizin, Universität Jena

Inhaltsverzeichnis

1. Abkürzungsverzeichnis

Abb.	Abbildung
AfD	Alternative für Deutschland
BZgA	Bundeszentrale für gesundheitliche Aufklärung
bzgl.	bezüglich
B'90/ Grüne	Bündnis 90/Die Grünen
CDU	Christlich Demokratische Union
CSU	Christlich Soziale Union
DHPV	Deutscher Hospiz- und PalliativVerband
DSO	Deutsche Stiftung Organtransplantation
EU	Europäische Union
FAZ	Frankfurter Allgemeine Zeitung
FDP	Freie Demokratische Partei
GODT	Global Observatory on Donation and Transplantation
n	Anzahl
OECD	Organisation für wirtschaftliche Zusammenarbeit und Entwicklung
SPD	Sozialdemokratische Partei Deutschlands
SZ	Süddeutsche Zeitung
Tab.	Tabelle
taz	die Tageszeitung

2. Zusammenfassung

Im September 2018 schlug der damals amtierende Bundesgesundheitsminister Jens Spahn, Mitglied der Christlich Demokratischen Union (CDU), die Einführung der doppelten Widerspruchsregelung im Transplantationsgesetz vor (vgl. Ärzteblatt 2018). Dieser Gesetzesentwurf wurde im Januar 2020 durch eine Mehrheit der Bundestagsabgeordneten abgelehnt (vgl. Deutscher Bundestag 2020). Somit bleibt Deutschland eines der wenigen Länder in Europa, in dem Organspenden mithilfe der Entscheidungslösung geregelt werden. Das Ziel dieser Arbeit liegt in der umfassenden Darstellung der printmedialen Berichterstattung – durch die Zeit, die Welt, die Tageszeitung (taz), Süddeutsche Zeitung (SZ) und Frankfurter Allgemeine Zeitung (FAZ) – über die Debatte der möglichen Einführung der Widerspruchsregelung – vom Vorschlag bis zur Ablehnung dieser. Zur systematischen Bearbeitung der Zeitungsartikel bietet sich ein Verfahren aus der qualitativen Sozialforschung – die qualitative Inhaltsanalyse mit quantitativer Auswertung – an, angelehnt an das Modell von Mayring (vgl. Mayring 2015). Dafür wurde ein Kategoriensystem entwickelt und separat auf jedes Printmedium angewendet, um darzustellen, wie die einzelnen Argumente in jeder Zeitung gewichtet wurden und welche zentralen Gemeinsamkeiten bzw. Unterschiede zwischen den Zeitungen bestehen. Alle untersuchten Printmedien setzen sich im Untersuchungszeitraum mit der Widerspruchsregelung auseinander. Die Verteilung der veröffentlichten Artikel der ausgewählten Printmedien über den Untersuchungszeitraum spiegelt die politische Debatte im Deutschen Bundestag um die Neuregelung des Transplantationsgesetzes in der Organspende wider. Wenn die Gesamtheit der Kategorien in allen fünf Printmedien betrachtet wird, stellen sich die im Folgenden genannten Kategorisierungen als die am stärksten gewichteten heraus. Von großer Relevanz scheint die *Rettung von Menschenleben* zu sein (in 60,16 % aller untersuchten Beiträge). Dennoch stellt die Widerspruchsregelung eine *Unverhältnismäßige Forderung* dar (in 59,38 % aller untersuchten Beiträge). Diese Kategorie wird außerdem durch die folgenden Unterkategorien definiert – *Eingriff in das Recht auf Selbstbestimmung*, *Eingriff in die körperliche Integrität* bzw. *Deutungshoheit über den eigenen Körper nach dem Tod*, *Schweigen bedeutet nicht zwangsläufig Zustimmung* und *Recht auf Nichtbeschäftigung mit der Thematik*. Außerdem wird die *Effektivität der Widerspruchsregelung* betont (in 35,94 % aller untersuchten Beiträge), deren Darstellung jedoch recht zwiespältig ist. In der Welt und in der SZ kommt darüber hinaus zur Geltung, dass man ein *Recht zur Beschäftigung mit der Thematik* hat, bzw. sogar die *Pflicht*, dafür wird dort weniger zur *Effektivität* berichtet. Der grundlegende Tenor der untersuchten Printmedien lässt sich als ablehnend gegenüber der Einführung der Widerspruchsregelung beschreiben. Das *Knock-out*-Kriterium des Deutschen Bundestages bzgl. der Einführung der Widerspruchsregelung war, dass viele Bundestagsabgeordnete befürchteten, dass dieses Gesetz zu stark in das Recht auf Selbstbestimmung der Menschen eingreifen (vgl. Deutscher Bundestag 2020) und somit eine unverhältnismäßige Enteignung des menschlichen Körpers mit sich bringen würde. Diese Unverhältnismäßigkeit wurde von allen fünf untersuchten Printmedien kontinuierlich thematisiert und ist durch die größte argumentative Vielfalt gekennzeichnet. Die immer wiederkehrende Betonung der folgenschweren Zahlen, dass nämlich mehr als 9.000 Menschen auf der Warteliste für ein Organ stehen (vgl. DSO 2020, S. 11), reichte als Betrachtungsargument nicht aus, um die Widerspruchsregelung überzeugend zu befürworten. Die Effektivität der Widerspruchsregelung wurde angezweifelt, zielführend wären hingegen strukturelle und organisatorische Verbesserungen in den Krankenhäusern. Fast durchgehend befürwortet wurde der Gesetzesentwurf »Stärkung der Entscheidungsbereitschaft bei der Organspende« (Baerbock et al. 2019), der eine Entscheidungslösung vorsieht, während der Gesetzesentwurf zur Widerspruchsregelung mit Fortschreiten der Debatte zunehmender Kritik ausgesetzt war.

Vor dem Hintergrund der Menschenwürde ist die Widerspruchsreglung als gültige nationale Rechtsgrundlage im deutschen Transplantationsgesetz nicht nur sinnvoll und wünschenswert, sondern zwingend geboten (vgl. Knoepffler 2007, S. 205). Dies ergibt sich unter der Voraussetzung, dass man folgende Annahmen teilt: der Hirntod ist der Tod des Menschen, Organspenden sind folglich postmortal, Menschenwürde kommt nur Lebenden vollumfänglich zu, Tote besitzen demzufolge keine Menschenwürde mehr und das Leben der Patient:innen, die auf der Warteliste für ein lebensrettendes Spender:innenorgan stehen, ist in höchstem Maße bedroht (vgl. Knoepffler 2021, S. 183-185). Wenn Verstorbene zu Lebzeiten keine Angaben bzgl. einer potenziellen Organspende gemacht haben, dann könnte ihnen Solidarität mit ihren gefährdeten, lebenden Mitmenschen unterstellt werden (vgl. ebd., S. 185).

Es bleibt zu hoffen, dass das »Gesetz zur Stärkung der Entscheidungsbereitschaft bei der Organspende« (Baerbock et al. 2019), welches am 16.01.2020 verabschiedet wurde und am 01.03.2022 in Kraft getreten ist (vgl. BZgA 2020c), mehr Menschen dazu ermutigt, sich mit dem Thema der Organspende auseinanderzusetzen und eine Entscheidung zu treffen. Ob dadurch die Zahl der Organspender:innen zunimmt, bleibt abzuwarten. Letztendlich wird das Thema der Neuregelung der Organspende auch mit der Verabschiedung der erweiterten Zustimmungsregelung nicht ausdiskutiert sein, sodass Hoffnung besteht, dass es weitere, sich mit dieser Thematik auseinandersetzende Bundestagsdebatten geben wird.

3. Einleitung

In Deutschland stehen im Jahr 2019 mehr als 9.000 Menschen auf der Warteliste für ein lebensrettendes Spender:innenorgan (vgl. DSO 2020, S. 11). Im Jahr 2019 haben hierzulande 932 Menschen postmortal eines oder mehrere ihrer Organe gespendet (vgl. ebd., S. 9). Die Repräsentativbefragung »Wissen, Einstellung und Verhalten der Allgemeinbevölkerung (14 bis 75 Jahre) zur Organ- und Gewebespende« der Bundeszentrale für gesundheitliche Aufklärung (BZgA) aus dem Jahr 2020 zeigt, dass immer mehr Deutsche, nämlich 62 % der Befragten, ihre persönliche Entscheidung bzgl. einer potenziellen Organspende treffen (vgl. BZgA 2020b). Außerdem stehen 82 % der Umfrageteilnehmer:innen dem Thema Organ- und Gewebespende positiv gegenüber (vgl. ebd.). Um durch ein erhöhtes Spendenaufkommen Menschenleben retten zu können, schlug der damals amtierende Bundesgesundheitsminister Jens Spahn (CDU) im September 2018 im Deutschen Bundestag die Einführung der doppelten Widerspruchsregelung im Transplantationsgesetz vor (vgl. Ärzteblatt 2018). Dieser Gesetzesvorschlag sah vor, dass alle Bürger:innen nach Feststellung ihres Todes als potenzielle Organspender:innen gelten, es sei denn, sie haben zu Lebzeiten ausdrücklich widersprochen oder den nächsten Angehörigen ist ein entgegenstehender Wille zur Organspende bekannt (vgl. Lauterbach et al. 2019, S. 3).

Als Voraussetzung zur Organspende muss hierzulande der irreversible Hirnfunktionsausfall, der sogenannte Hirntod, eingetreten sein. Um die Diskussion und unterschiedlichen Ansätze zum Hirntotkriterium einordnen zu können, muss zunächst definiert werden, was überhaupt medizinisch gesehen unter dem ambivalent interpretierten Begriff *Hirntod* verstanden werden kann. Der Hirntod beschreibt den Ausfall »der Gesamtfunktion des Großhirns, des Kleinhirns und des Hirnstamms (irreversibler Hirnfunktionsausfall)« (Bundesärztekammer 2015, S. 2). Die klinischen Symptome beim irreversiblen Hirnfunktionsausfall sind folgende: »Bewusstlosigkeit (Koma), Lichtstarre beider ohne Mydriatikum mittel- bis maximal weiten Pupillen, beidseitiges Fehlen des okulo-zephalen bzw. des vestibulo-okulären Reflexes, beidseitiges Fehlen des Kornealreflexes, Fehlen von Reaktionen auf Schmerzreize beidseits im Trigeminusbereich und von zerebralen Reaktionen auf Schmerzreize außerhalb des Trigeminusbereichs, Fehlen des Pharyngeal- und Trachealreflexes, Ausfall der Spontanatmung« (ebd., S. 3). Ergänzende apparative Untersuchungen, z. B. in Form eines Elektroenzephalogramms, sind erforderlich, wenn nicht alle klinischen Symptome getestet werden können (vgl. ebd., S. 3–4). Während der Untersuchung ist darauf zu achten, dass die klinischen Symptome nicht auf reversible Einflüsse, wie z. B. Intoxikationen oder sedierende Medikamente, zurückzuführen sind (vgl. ebd., S. 3). Die Hirntoddiagnostik muss unabhängig von mindestens zwei Fachärzt:innen mit mehrjähriger klinischer Erfahrung durchgeführt und dokumentiert werden, mindestens eine/r der beiden Fachärzt:innen muss eine Fachärzt:innenausbildung in Neurologie oder Neurochirurgie vorweisen (vgl. ebd., S. 3–5). »Die an den Untersuchungen beteiligten Ärzte dürfen im Falle einer Organ- oder Gewebespende weder an der Entnahme noch an der Übertragung der Organe oder Gewebe des Spenders beteiligt sein. Sie dürfen auch nicht Weisungen eines Arztes unterstehen, der an diesen Maßnahmen beteiligt ist« (ebd., S. 3). Die Möglichkeit einer Organspende besteht, wenn der irreversible Hirnfunktionsausfall diagnostiziert wurde und der/die Patient:in zu Lebzeiten einer Organentnahme ausdrücklich zugestimmt hat oder die nächsten Angehörigen nach dem Tod zustimmen (vgl. Deutscher Bundestag 2019, S. 11-12). Die Deutsche Stiftung Organtransplantation (DSO) unterstützt die Krankenhäuser rundum den Organspendeprozess und ist für die Koordination der postmortalen Organspende zuständig (vgl. DSO 2022). In den acht Mitgliedsländern der Stiftung Eurotransplant (Belgien, Deutschland, Kroatien, Luxemburg, Niederlande, Österreich, Ungarn und Slowenien) übernimmt die Stiftung die zentrale Verteilung der Organe (vgl. Eurotransplant 2021). »Auf der zentralen Warteliste stehen gegenwärtig ungefähr 14.000 Patienten. (…) Pro Jahr werden durch Eurotransplant ca. 7.000 Spenderorgane erfolgreich vermittelt. (…) Vier allgemeine Prinzipien sind für die Zuteilung von Bedeutung: der erwartete Erfolg nach der Transplantation, die durch Experten festgelegte Dringlichkeit, die Wartezeit und die nationale Organaustauschbilanz. Das zu erwartende Ergebnis nach der Transplantation wird unter anderem anhand der individuellen Merkmale von Spender und Empfänger vorhergesagt. (…) Eurotransplant wird jährlich durch unabhängige Organisationen auditiert« (ebd.).

Am 01.04.2019 ist in der Bundesrepublik Deutschland das Gesetz zur Verbesserung der Zusammenarbeit und der Strukturen bei der Organspende in Kraft getreten (vgl. Bundesministerium für Gesundheit 2019a). Ziel dieses Gesetzes ist es, die Abläufe in den Krankenhäusern durch verbesserte strukturelle und finanzielle Voraussetzungen zu optimieren, z. B. bei der Erkennung potenzieller Organspender:innen, um somit den Prozess der Organspende künftig zu erleichtern (vgl. ebd.).

In Europa haben bereits viele Länder die Widerspruchsregelung als nationale Rechtsgrundlage im Transplantationsgesetz implementiert (vgl. BZgA 2020a). Spanien – ein Land mit geltender Widerspruchsregelung – ist das Land in Europa, das die meisten Organspender:innen aufweist. Im Jahr 2019 kamen in Spanien auf eine Million Einwohner:innen 48,9 Organspender:innen (vgl. DSO 2020, S. 70). In Deutschland waren es im Jahr 2019 hingegen 11,2 Organspender:innen pro eine Million Einwohner:innen (vgl. ebd., S. 70).

Obwohl es stichhaltige medizinethische Gründe für die Einführung der Widerspruchsregelung gibt, wurde dieser Gesetzesvorschlag am 16.01.2020 durch eine Mehrheit der Bundestagsabgeordneten abgelehnt (vgl. Deutscher Bundestag 2020). Die Ablehnung wurde v. a. damit begründet, dass die Abgeordneten des Deutschen Bundestages die Befürchtung hatten, dass die Widerspruchsregelung zu stark in das Recht auf Selbstbestimmung der Bürger:innen eingreifen würde und somit verfassungsrechtlich gesehen nicht (mehr) mit dem Deutschen Grundgesetz vereinbar wäre (vgl. ebd.).

Neben dem Gesetzesentwurf, der eine Widerspruchsregelung vorsah, wurde außerdem der Gesetzesentwurf »Stärkung der Entscheidungsbereitschaft bei der Organspende« (Baerbock et al. 2019) diskutiert. Dieser wurde durch eine Gruppe von Abgeordneten um Annalena Baerbock, damals Bundesvorsitzende Bündnis 90/Die Grünen (B'90/Grüne) und Katja Kipping (Die Linke) erarbeitet, im Mai 2019 vorgestellt (vgl. Bundesministerium für Gesundheit 2019b) und am 16.01.2020 abschließend verabschiedet (vgl. Deutscher Bundestag 2020). Demnach bildet die sogenannte Entscheidungslösung weiterhin die gültige Rechtsgrundlage, d. h. eine Organspende ist nur möglich, wenn die betroffene Person zu Lebzeiten einer Organentnahme explizit zugestimmt hat (vgl. ebd.) oder ihre nächsten Angehörigen nach dem Tod zugestimmt haben (vgl. Baerbock et al. 2019, S. 5-6). Reformiert wurde das Gesetz dahingehend, dass die Bereitschaft, seine Organe nach dem Tod zu spenden, regelmäßiger, wie z. B.

bei Behördengängen, erfragt und die jeweilige Entscheidung dokumentiert werden soll (vgl. ebd., S. 5–6). Außerdem sollen zur Erzielung einer besseren Aufklärung fundierte Informationen zur Verfügung gestellt werden. Hausärzt:innen fungieren als Ansprechpartner:innen, welche wiederum ihre Patient:innen ermutigen sollen, eine Entscheidung zu treffen und diese zu dokumentieren (vgl. ebd., S. 6).

4. Ziel der Arbeit

Das Ziel dieser Arbeit ist die umfassende und detaillierte Darstellung der printmedialen Berichterstattung fünf überregionaler Zeitungen über die Debatte der möglichen Einführung der doppelten Widerspruchsregelung im Transplantationsgesetz.

Der Untersuchungszeitraum erstreckt sich vom Vorschlag des Gesetzentwurfes der doppelten Widerspruchsregelung im September 2018 bis zur Ablehnung desselbigen im Januar 2020. Es sollen zentrale Argumente herausgearbeitet werden, die in der politischen wie auch in der gesellschaftlichen Diskussion um die Widerspruchsregelung eine gewichtige Rolle spielen. Ein weiterer Untersuchungsgegenstand ist, ob die Berichterstattung tendenziös erfolgte, d. h., ob die untersuchten Printmedien eventuell so argumentiert haben, dass möglicherweise nicht die medizinethisch bestmögliche, sondern eine weniger gute Lösung den Rezipient:innen und damit auch den Politiker:innen, die über die Verabschiedung einer möglichen Widerspruchsregelung im Transplantationsgesetz entschieden haben, nahegelegt wurde. Die Betrachtung bezieht sich auf die Berichterstattung fünf überregionaler Printmedien: die Zeit, die Welt, die taz, SZ und FAZ. Um die Forschungsfragen beantworten zu können, wurde die Methode der qualitativen Inhaltsanalyse mit quantitativer Auswertung gewählt und ein Kategoriensystem entwickelt, das auf jede Zeitung angewendet wurde, um die Gewichtung der einzelnen Argumente sowie Gemeinsamkeiten und/oder Unterschiede in der Berichterstattung herauszuarbeiten.

4.1 Fragestellungen

Die Arbeit adressiert folgende übergreifende Forschungsfrage: Wie wurde im Zeitraum vom Vorschlag der doppelten Widerspruchsregelung im September 2018 bis zur Ablehnung ebendieser im Januar 2020 in fünf großen deutschen Printmedien berichtet? Aus dieser übergreifenden Forschungsfrage werden folgende einzelne Forschungsfragen abgeleitet:

- Wie gestaltet sich der Zeitverlauf der Berichterstattung im Vergleich zur politischen Debatte?
- Was sind die zentralen Kernaussagen bzw. Argumente der Berichterstattung?
- Von welchen Personen werden diese Argumente angeführt? (ohne quantitative Auswertung)
- Welche Argumente werden am häufigsten genannt?
- Wie werden die Argumente gewichtet?
- Wie entwickeln sich die dargestellten Argumente im Zeitverlauf?
- Welche Sprecher:innen kommen in der Berichterstattung zu Wort? (ohne quantitative Auswertung)
- Wie lässt sich der überwiegende Tenor der Berichterstattung beschreiben?
- Welche Unterschiede finden sich zwischen den Zeitungen?

5. Methodik

Zur systematischen Bearbeitung der Zeitungsartikel bietet sich ein Verfahren aus der qualitativen Sozialforschung – die qualitative Inhaltsanalyse mit quantitativer Auswertung – an, angelehnt an das Modell von Mayring (vgl. Mayring 2015). Im Folgenden wird das in der vorliegenden Arbeit verwendete Verfahren näher beschrieben und auf Besonderheiten eingegangen.

5.1 Qualitative Inhaltsanalyse mit quantitativer Auswertung – dynamisches Kodieren

Es soll eine tiefgehende Analyse der Berichterstattung im Untersuchungszeitraum erfolgen. Damit ist teilweise noch offen, welche Argumente in der Berichterstattung vorgebracht wurden. Um die Forschungsfragen beantworten zu können, bedarf es einer geeigneten Strukturierung, die es ermöglicht, eine große Anzahl von Analyseeinheiten – in diesem Fall handelt es sich um Zeitungsartikel – zu bearbeiten. Durch dieses Vorgehen soll ein hohes Maß an Objektivität erreicht und sichergestellt werden, sodass Kernaussagen und damit zentrale Argumente sowie deren Gewichtung in den einzelnen und auch zwischen den einzelnen Printmedien herausgearbeitet werden können. Die Analyse erfolgt dementsprechend mit Hilfe einer Methodik aus der qualitativen Sozialforschung, der qualitativen Inhaltsanalyse mit quantitativer Auswertung, die der Fragestellung entsprechend angepasst wurde. Der qualitative Teil arbeitet heraus, welche Argumente in der Berichterstattung vorkommen, der quantitative ihre Gewichtung. Diese Vorgehensweise wird in dieser Arbeit als dynamisches Kodieren bezeichnet. Mit Hilfe des entwickelten Kategoriensystems werden quantitative Ergebnisse (Häufigkeiten der erfassten Kategorisierungen) herausgearbeitet, um diese anschließend mit qualitativen Ergebnissen, also Argumenten, zu vertiefen. Außerdem soll betrachtet werden, ob Zeitpunkt und Anzahl publizierter Artikel mit dem politischen Geschehen im Deutschen Bundestag korrelieren. Inhaltliches Ziel der Arbeit ist folglich die Darstellung der Argumente bzw. Argumentrahmungen. Die gebildeten Kategorien stellen die entsprechende Operationalisierung dar.

Im ersten Schritt wird das Untersuchungsmaterial festgelegt (vgl. Mayring 2015, S. 54): Artikel aus fünf überregionalen Printmedien (die Zeit, die Welt, die taz, SZ und FAZ), die über die Debatte berichten – im Zeitraum vom Vorschlag der Widerspruchsregelung im September 2018 bis zur Ablehnung dieser im Januar 2020. Anschließend wird die Richtung der Analyse festgelegt (vgl. ebd., S. 58). Ziel ist es, herauszufinden, wie diese fünf Medien während des Betrachtungszeitraums argumentativ über die Widerspruchsregelung Bericht erstatten. Danach wird entschieden, welche Form der Inhaltsanalyse am geeignetsten ist. Hierbei wird zwischen drei Grundformen unterschieden (vgl. ebd., S. 67):

1. Zusammenfassende Inhaltsanalyse: Das Textmaterial wird auf einen kürzeren Text reduziert, sodass die wesentlichen Inhalte erhalten bleiben (vgl. ebd., S. 67).
2. Explizierende Inhaltsanalyse: Wenn es Unklarheiten im Textmaterial gibt, werden weitere Texte herangezogen und das Textmaterial dementsprechend erweitert (vgl. ebd., S. 67).
3. Strukturierende Inhaltsanalyse: Das Textmaterial wird unter festgelegten Kategorien analysiert. Dazu ist die Entwicklung eines Kategoriensystems notwendig (vgl. ebd., S. 67).

Im vorliegenden Fall wird die strukturierende Inhaltsanalyse als am geeignetsten erachtet. Die systematische Bearbeitung der Zeitungsartikel erfolgt durch Kategorien, die mit Hilfe der deduktiven (Kapitel 5.4.1) und induktiven (Kapitel 5.4.2) Kategorienbildung erarbeitet wurden. Anschließend werden die betreffenden Textpassagen inhaltlich analysiert.

5.2 Anmerkungen zur verwendeten Methodik

Um die Forschungsfragen beantworten zu können, ist es von zentraler Bedeutung, welche Argumente pro Kategorie genannt werden und gegebenenfalls von welchen Personen. Die herausgearbeiteten Argumente sind im Ergebnisteil für jedes Printmedium separat dargestellt. Pro Zeitung wurde eine Tabelle entsprechend des erarbeiteten Kategoriensystems erstellt, in der die Häufigkeiten der erfassten

Kategorisierungen quantitativ ausgewertet sind. Wann die Zeitungen welche Argumente angeführt haben, spielt ebenfalls eine zentrale Rolle. Dementsprechend wird im Ergebnisteil der zeitliche Verlauf der Berichterstattung nicht verändert, sondern chronologisch dargestellt. Die Zeitungen bilden Meinungen und Positionen verschiedener Expert:innen und Bundestagsabgeordneter im Rahmen der Neuregelung des Gesetzes in der Organspende ab. Wenn die Zeitungen auf persönliche Meinungen eingegangen sind und diese mit Hilfe des Kategoriensystems analysiert wurden, ist dies im Fließtext kenntlich gemacht. Genauso verhält es sich mit Interviews. Um die Gesamtheit der vorgetragenen Argumente der jeweiligen Zeitung darzulegen, wurde nicht zwischen Beiträgen von bei der Zeitung angestellten Journalist:innen und Gastbeiträgen unterschieden.

5.3 Auswahl der Printmedien

Um eine möglichst repräsentative Stichprobe zu generieren, wurde Textmaterial aus fünf überregionalen deutschen Printmedien im o. g. Untersuchungszeitraum ausgewählt. Zur Analyse wurden folgende Zeitungen ausgewählt: die Zeit, die Welt, taz, SZ sowie FAZ. Die Zeit ist eine überregionale Wochenzeitung mit einer politisch linksliberalen Haltung, die jeden Donnerstag erscheint. Die Welt (konservativ), die taz (links), SZ (liberal) und FAZ (konservativ) sind überregionale Tageszeitungen, die werktags erscheinen. Somit sollte ein breites Meinungsbild erzielt werden. Online-Artikel wurden nicht mitbetrachtet, sondern nur Artikel, die in Druckform in der jeweiligen Zeitung veröffentlicht wurden. Ein weiteres entscheidendes Kriterium bei der Textauswahl stellte die freie Verfügbarkeit der Volltexte in der Online-Datenbank der Thüringer Universitäts- und Landesbibliothek dar. Die Artikel der Zeit, der Welt und der taz stammen aus der Online-Datenbank WISO, die der SZ und FAZ aus dem jeweiligen zeitungseigenen Archiv. Die systematische Recherche erfolgte durch die Suche folgender Schlagwörter: »Widerspruchslösung« und »Widerspruchsregelung«. Im Untersuchungszeitraum veröffentlichte die Zeit vier Artikel, die Welt 20 Artikel (davon vier Interviews), die taz 21 Artikel (davon drei Interviews), die SZ 32 Artikel (davon ein Interview) und die FAZ 51 Artikel (davon drei Interviews), die in die Analyse einbezogen wurden. Berichte von Gastautor:innen wurden ebenfalls berücksichtigt. Die ausgewählten

Berichte wurden mehrfach gesichtet. Bei der Analyse der Beiträge wurde darauf geachtet, dass eine Kategorie bzw. Unterkategorie bei Mehrfachnennung in dem entsprechenden Artikel nur einmal gezählt wurde. Die Auswertung erfolgt demzufolge auf Artikelebene. Natürlich kann ein Artikel mehreren Kategorien bzw. Unterkategorien zugeordnet werden. Um einen Überblick über die Gewichtung der einzelnen Kategorien zu bekommen, wurden die Beiträge, die den entsprechenden Kategorisierungen zugeordnet werden können, gezählt und tabellarisch dargestellt. Die Tabellen sind im Ergebnisteil einsehbar (Tab. 1: Die Zeit – Häufigkeiten der erfassten Kategorisierungen, Tab. 2: Die Welt – Häufigkeiten der erfassten Kategorisierungen, Tab. 3: taz – Häufigkeiten der erfassten Kategorisierungen, Tab. 4: SZ – Häufigkeiten der erfassten Kategorisierungen, Tab. 5: FAZ – Häufigkeiten der erfassten Kategorisierungen, Tab. 6: Gesamt – Häufigkeiten der erfassten Kategorisierungen). Da die sich ergebende Häufigkeitsverteilung keine Rückschlüsse auf die Reichhaltigkeit der Argumente zulässt, wurden die Argumente im nächsten Schritt der entsprechenden Kategorie zugeordnet, die im Ergebnisteil ersichtlich sind. Ziel ist es, die Gewichtung der einzelnen Argumente darzustellen, diese zwischen den Printmedien zu vergleichen und eine mögliche Veränderung der Argumentation innerhalb des Betrachtungszeitraumes herauszuarbeiten. Das entwickelte Kategoriensystem wurde auf alle fünf Printmedien angewendet, um so zentrale Gemeinsamkeiten und Unterschiede, sowie die Gewichtung der einzelnen Argumente darzustellen. Dabei sollte kritisch reflektiert werden, dass die Medien eine sehr unterschiedliche Anzahl an Artikeln im Untersuchungszeitraum aufweisen. Die Auswertung der insgesamt 128 Beiträge erfolgte händisch, auf eine computergestützte Auswertung wurde verzichtet, da sie aufgrund der ausformulierten übergreifenden Forschungsfrage und abgeleiteten einzelnen Forschungsfragen nicht notwendig erschien.

5.4 Entwicklung des Kategoriensystems

Um alle Textinhalte sowohl systematisch als auch schematisch einheitlich zu untersuchen, wurde ein Kategoriensystem entwickelt, das auf jedes Printmedium Anwendung fand, um Gewichtungen der einzelnen Kategorien sowie zentrale Gemeinsamkeiten und/oder

Unterschiede zwischen den Zeitungen herauszuarbeiten. Das Kategoriensystem stellt das Herzstück der qualitativen Inhaltsanalyse dar.

5.4.1 Deduktive Kategorienbildung

Um die Inhaltsanalyse der medialen Berichterstattung durch die ausgewählten Printmedien systematisch umzusetzen, wurden vor Sichtung des Textmaterials, mit Hilfe der deduktiven Kategorienbildung, vier zentrale ethisch relevante Kategorien erstellt, mit deren Hilfe die Texte analysiert und die Argumente kategorisiert wurden (vgl. Mayring 2015, S. 85). Diese vier Kategorien sind:

1. *Hirntodkriterium*: Wie wird auf das Hirntodkriterium eingegangen? Ist es ein hinreichendes Todeskriterium und stellt damit den Tod des Menschen dar oder wird Kritik am Hirntodkriterium geübt? Wenn ja, inwiefern?
2. *Unverhältnismäßige Forderung*: Stellt die Widerspruchsregelung einen unverhältnismäßigen Eingriff in die Persönlichkeitsrechte der Bürger:innen dar?
3. *Rettung von Menschenleben*: Eine Frage der Güteabwägung – Wie stark wird gewichtet, dass es um die Rettung von Menschenleben geht? Dass nämlich mehr als 9.000 Menschen in Deutschland auf der Warteliste für ein Organ stehen?
4. *Schuldfrage*: Die Grundfrage, ob Menschen, die ein Organ benötigen, nicht vielfach selbst daran schuld sind (z. B. aufgrund eines langjährigen Alkoholabusus)?

5.4.2 Induktive Kategorienbildung

Nach Sichtung des gesamten Textmaterials wurde deutlich, dass die anfängliche Untergliederung in nur vier Kategorien unzureichend ist. Zur Realisierung einer möglichst umfangreichen und differenzierten Analyse wurde das Kategoriensystem im Rahmen der induktiven Kategorienbildung erweitert. Unter Letzterer wird eine spontane Kategorienbildung basierend auf dem analysierten Textmaterial verstanden (vgl. Mayring 2015, S. 85).

Die Kategorie *Unverhältnismäßige Forderung* wurde weiter unterteilt in: *Eingriff in das Recht auf Selbstbestimmung, Eingriff in die körperliche Integrität bzw. in die Deutungshoheit über den eigenen Körper nach dem Tod, Schweigen ist nicht gleichzusetzen mit Zustimmung* und *Recht auf Nichtbeschäftigung mit der Thematik.*

Als neue Kategorien kamen folgende hinzu:

5. *Recht auf Beschäftigung mit der Thematik*: Inwiefern haben Menschen ein Recht, möglicherweise sogar die Pflicht, zur Beschäftigung mit der Thematik?
6. *Erleichterung*: Kann die Widerspruchsregelung klinisch tätige Ärzt:innen und/oder Angehörige der betroffenen potenziellen Spender:innen entlasten?
7. *Gerechtigkeit der Reziprozität*: Sollten nur diejenigen, die selbst Organspender:innen sind, im Bedarfsfall ein Organ erhalten?
8. *Allgemeinwohl*: Inwiefern würde die Widerspruchsregelung der Allgemeinheit dienen?
9. *Misstrauen durch Transplantationsskandale*: Wie wird auf möglicherweise bestehendes Misstrauen der Bevölkerung durch Transplantationsskandale eingegangen?
10. *Effektivität der Widerspruchsregelung*: Wie wird auf die Effektivität der Widerspruchsregelung in Staaten, in denen sie der gültigen nationalen Rechtsgrundlage entspricht, eingegangen?
11. *Haltung der Kirchen*: Wie positionieren sich die katholische und evangelische Kirche bzgl. einer solchen Regelung?
12. *Vertrauensfrage*: Könnte die Widerspruchsregelung eine mögliche Verstärkung des mangelnden Vertrauens der Bevölkerung in das Transplantationssystem verursachen?

Die detaillierte Bearbeitung der einzelnen Texte nach dem ausgearbeiteten Kategoriensystem macht den mit Abstand größten Teil der Arbeit aus.

6. Ergebnisse

In diesem Kapitel werden die Ergebnisse der kategorienbasierten Untersuchung für jedes Printmedium dargestellt. Zuvor soll der zeitliche Verlauf als deskriptive Analyse der analysierten Artikel zur möglichen Einführung der Widerspruchsregelung betrachtet werden.

6.1 Zeitlicher Verlauf

Die Verteilung der analysierten Artikel der ausgewählten Printmedien über den Untersuchungszeitraum spiegelt die politische Debatte im Deutschen Bundestag um die Neuregelung des Transplantationsgesetzes in der Organspende wider. Bei Betrachtung der Abbildung (Abb.) 1 ist eine deutliche Häufung der veröffentlichten Artikel aller fünf Medien zu beobachten, als die Diskussion im September 2018 durch Jens Spahn (CDU) angestoßen und als sie durch den Deutschen Bundestag im Januar 2020 abgelehnt wurde. Am 01.04.2019 wurde der Gesetzesentwurf »Regelung der doppelten Widerspruchslösung im Transplantationsgesetz« (Lauterbach et al. 2019) durch Jens Spahn (CDU), Karl Lauterbach (Sozial Demokratische Partei Deutschlands (SPD)), Petra Sitte (Die Linke) und Georg Nüßlein (damals Christlich Soziale Union (CSU)) abschließend vorgelegt (vgl. Bundesministerium für Gesundheit 2019c). Zu diesem Zeitpunkt ist eine Häufung der Veröffentlichung von Beiträgen zu beobachten. Auch als der Gegenentwurf »Stärkung der Entscheidungsbereitschaft bei der Organspende« (Baerbock et al. 2019) von einer Abgeordnetengruppe um Annalena Baerbock (B'90/Grüne) und Katja Kipping (Die Linke) am 06.05.2019 vorgestellt wurde (vgl. Bundesministerium für Gesundheit 2019b), wurden mehrere Artikel veröffentlicht. Die meisten Meldungen wurden im Januar 2020, als die Widerspruchsregelung abgelehnt wurde, publiziert.

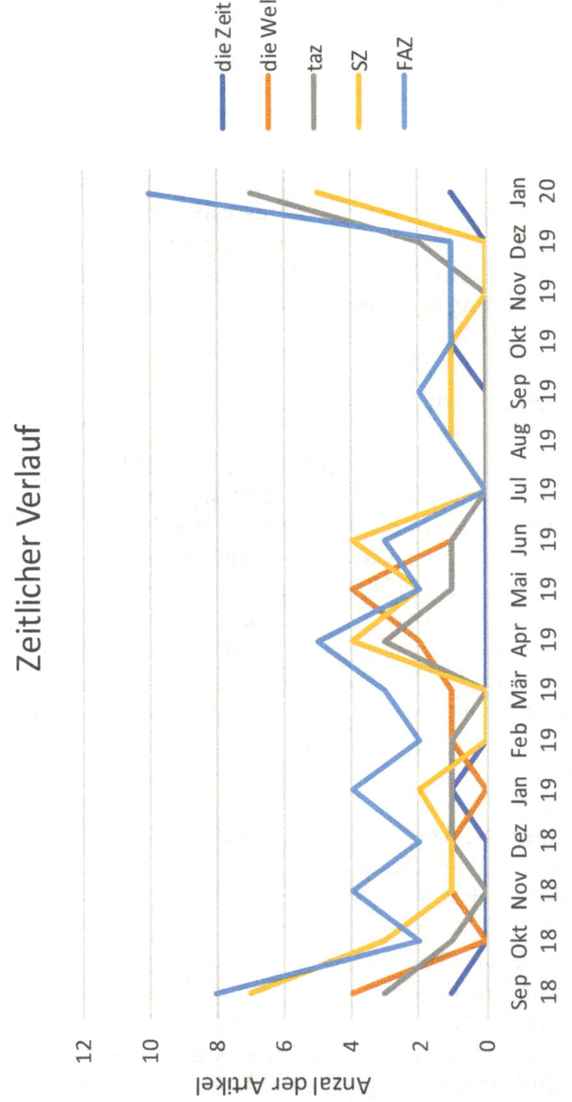

Abb. 1: Zeitlicher Verlauf der analysierten Artikel durch die Zeit, die Welt, taz, SZ und FAZ im Untersuchungszeitraum

6.2 Die Zeit

Die Zeit ist das Printmedium mit der geringsten Stichprobe (n = 4) der Untersuchung. Drei der Beiträge erscheinen im Ressort »Wissen« und ein Artikel im Ressort »Politik«.

6.2.1 Hirntodkriterium

Im untersuchten Zeitraum konkretisiert der Artikel »Ein Wort für ein Leben«, dass der Hirntod dem Tod des Menschen entspricht und er von qualifizierten Ärzt:innen im Rahmen der Hirntoddiagnostik eindeutig festgellt werde (vgl. Heuser und Hildebrandt 2018-09-06). »Die Gehirnströme sind dann versiegt, und nur die moderne Medizin – sonst nichts – kann den Menschen noch für eine Zeit am Leben halten« (ebd.). Im gleichen Artikel wird dargelegt, dass die Definition des Hirntodes u. a. daran orientiert sei, wie man den Menschen brauchbar bzgl. einer Organentnahme erhalten könne: »Wäre der Mensch nicht ›hirntot‹, sondern verstorben, wäre er eine Leiche und als solche als Spender nicht mehr zu gebrauchen. Er muss also tot genug sein, damit sich der Eingriff ethisch rechtfertigen lässt, aber nicht zu tot, um den Transfer technisch möglich zu machen« (ebd.).

6.2.2 Unverhältnismäßige Forderung

Es können insgesamt 3 Artikel ausfindig gemacht werden, die die Widerspruchsregelung als *Unverhältnismäßige Forderung* bewerten.

Eingriff in das Recht auf Selbstbestimmung

Einer der untersuchten Artikel, »Ein Wort für ein Leben«, macht deutlich, dass die Widerspruchsregelung einen Eingriff in das *Recht auf Selbstbestimmung* bedeutet und demnach eine Unverhältnismäßigkeit darstellt, denn mit einer solchen Regelung verändere sich die zentrale Grundlage unseres Rechts- und Menschenverständnis: »Der Mensch gehört sich selbst. Das muss er nicht erst durch Einspruch geltend machen« (Heuser und Hildebrandt 2018-09-06). Gleichzeitig stellt sich die Frage, wo es hinführen werde, wenn dies nicht mehr selbstverständlich sei (vgl. ebd.).

Eingriff in die körperliche Integrität, Deutungshoheit über den eigenen Körper

Drei Berichte thematisieren den *Eingriff in die körperliche Integrität* bzw. in die *Deutungshoheit über den eigenen Körper* nach dem Tod. Ein in diesem Zusammenhang angeführtes Argument ist die grundsätzliche Erklärungs- und Zustimmungspflicht, die jeder Eingriff erfordere und eben nicht umgekehrt der Nichteingriff (vgl. Heuser und Hildebrandt 2018-09-06). Der Autor des Artikels »Wem gehört mein Körper« macht deutlich, dass das Interesse an der Integrität eines Leichnams ein zutiefst persönliches sei und nicht von der Regierung abgeschätzt werden könne (vgl. von Randow 2019-10-17). Ein weiteres Argument ist, dass die Einführung einer Widerspruchslösung kein einmaliger Schritt wäre, denn der Staat greife an vielen Stellen in die körperlichen Angelegenheiten der Bürger:innen ein: »Bei Abtreibungen genauso wie bei Inhaftierungen oder Abschiebungen – und neuerdings mit der Impfpflicht gegen Masern. Bei jeder dieser Interventionen prallen die Interessen der Gemeinschaft auf die Rechte des Einzelnen« (Albrecht 2020-01-16).

6.2.3 Recht auf Beschäftigung mit der Thematik

Die vorgeschlagene Widerspruchslösung ermöglicht lebenslanges Umentscheiden. Somit stellt sie keine Unverhältnismäßigkeit dar, denn einem jeden Einzelnen obliegt die Möglichkeit eine Entscheidung zu treffen und sollte er oder sie nicht mehr in der Lage dazu sein, können Angehörige die Entscheidung übernehmen. Darauf wird in einem Beitrag hingewiesen: »Es ist deshalb falsch zu sagen, der Mensch werde verfügbar gemacht. Wenn er seine Würde bedroht sieht, kostet es ihn nur ein Wort, dem vorzubeugen. Verantwortungsvoller geht es nicht« (Heuser und Hildebrandt 2018-09-06).

6.2.4 Rettung von Menschenleben

Zwei Artikel thematisieren die Verfügbarkeit des weit übersteigenden Bedarfs an lebensrettenden Spender:innenorganen, nämlich, dass mehr als 9.000 Menschen in Deutschland auf ein Spender:innenorgan warten und Leben zugrunde gehen, welche gerettet hätten werden können: »10.000 traurige, schwere Schicksale verbergen sich hinter dieser Zahl und ein Vielfaches an Kindern, Müttern, Vätern, die mitleiden. Viele dieser über 10.000 Menschen könnten weiterleben, wenn sich rechtzeitig ein passendes Herz, eine Niere oder Lunge fände« (Heuser und Hildebrandt 2018-09-06). Ein weiteres angeführtes Zahlenbeispiel unterstreicht den großen Bedarf an Spender:innenorganen: 2018 wurden nur 955 Organe von verstorbenen Spendern entnommen, bei mehr als 9000 Patienten, die auf ein Organ warten (vgl. Fischer 2019-01-24).

6.2.5 Erleichterter Umgang mit Angehörigen

Der Artikel »Engpass Klinik« zitiert einen Transplantationsbeauftragten, der auf den durch die Widerspruchsregelung möglicherweise erleichterten Umgang mit Angehörigen in solch einer schwierigen Situation hinweist: »Das Reden ist oft nicht einfach. ›Man muss sich Zeit nehmen für ein ergebnisoffenes Gespräch, in einer Phase, in der die Angehörigen ohnehin schon in einer Schockstarre sind‹, sagt Brauer. Doch der Aufwand lohne sich häufig: ›Zwei Drittel der Gespräche enden hier im Osten mit der Zustimmung‹, sagt Brauer, der selbst Transplantationsbeauftragter an der Universitätsklinik Jena ist. Eine Widerspruchslösung – dass man also einer Spende in gesunden Zeiten aktiv widersprechen muss – könnte diese Gespräche vereinfachen« (Fischer 2019-01-24).

6.2.6 Gerechtigkeit der Reziprozität

Im Artikel »Wem gehört mein Körper« bezieht sich der Autor auf die Selbstzweckformel Immanuel Kants: »Handle so, daß du die Menschheit sowohl in deiner Person, als in der Person eines jeden andern jederzeit zugleich als Zweck, niemals bloß als Mittel brauchest« (von Randow 2019-10-17). Kritiker:innen der Widerspruchsregelung argumentieren, dass der Mensch durch eine solche Regelung zum Ersatzteillager werde, und sein Körper Mittel zum Zweck (vgl. ebd.). Bezogen auf die Widerspruchslösung sei der Spender laut des Autors nicht nur Mittel, sondern auch Zweck, denn diese Regelung beruhe auf Gegenseitigkeit: »Jeder Körper wäre dann sozialpflichtig, aber jeder Körper könnte auch von einer Transplantation profitieren« (ebd.).

6.2.7 Allgemeinwohl

Ein Artikel hebt hervor, dass eine solche Regelung dem *Allgemeinwohl* diene (vgl. Heuser und Hildebrandt 2018-09-06). Ein weiterer Artikel argumentiert, dass die Not der Kranken schwerer wiege als das Interesse des gestorbenen Individuums (vgl. von Randow 2019-10-17).

6.2.8 Effektivität der Widerspruchsregelung

Verglichen mit anderen europäischen Staaten, die die Widerspruchsregelung eingeführt haben, gibt es dort einen höheren Anteil an Bürger:innen, die ihre Organe nach dem Tod spenden als in Deutschland (vgl. DSO 2020, S. 70). Drei der untersuchten Artikel verdeutlichen die *Effektivität der Widerspruchsregelung* in Staaten, in denen sie die gültige Rechtsgrundlage in der Organspende darstellt. Verglichen mit Österreich, ein kulturell ähnliches Nachbarland Deutschlands mit Widerspruchslösung, gibt es »auf die Einwohnerzahl gerechnet, rund doppelt so viele Transplantationen« (Heuser und Hildebrandt 2018-09-06) wie in Deutschland. Wie in der Einleitung beschrieben ist Spanien in Hinblick auf die Anzahl von Organspender:innen europäischer Vorreiter: »Im Musterland Spanien werden fast fünfmal so viele Organe gespendet« (Fischer 2019-01-24). In dem Artikel »Ein Herz für den Zwang?« wird verdeutlicht, dass viele europäische Länder Organspenden mithilfe der Widerspruchslösung regeln (vgl. Albrecht 2020-01-16). Auch dieser Artikel vergleicht Österreich und Spanien mit Deutschland: »In Österreich betrug 2018 die Organspenderate von Verstorbenen pro einer Million Einwohner 24,5 – in Deutschland waren es nur 11,6. Spitzenreiter in Europa ist Spanien mit 48,3 – auch dort gilt die Widerspruchslösung« (ebd.). Im gleichen Artikel wird die Effektivität der Widerspruchslösung in Frage gestellt:

»Britische Autoren haben im vergangenen Jahr in 35 OECD-Staaten untersucht, welche der beiden Regelungen für höhere Spendenraten sorgt. Ihr Fazit, veröffentlicht im Fachblatt der Internationalen Gesellschaft für Nephrologie: ›… unsere Daten zeigen keinen signifikanten Unterschied der Organspenderate von Verstorbenen zwischen Ländern mit Widerspruchslösung oder mit Zustimmungslösung‹" (ebd.). In dem Artikel wird kritisiert, dass die wahrgenommene Wirksamkeit der Widerspruchslösung auf die selektive nicht repräsentative Auswahl positiver Beispiele zurückzuführen sei (vgl. ebd.). »Luxemburg zum Beispiel hat trotz einer Widerspruchslösung nur halb so viele Organspender pro Einwohner wie Deutschland. In Griechenland, Bulgarien oder Chile herrscht dasselbe düstere Bild. ›Dies legt nahe, dass andere Barrieren zur Organspende überwunden werden müssen, auch in Ländern, wo die Zustimmung zur Spende angenommen wird‹, folgern die britischen Autoren. Die Nephrologen gehen sogar noch einen Schritt weiter und warnen: Weil die Zahl der Lebendspenden in Ländern mit Widerspruchslösung eher niedrig sei, hätte die Abkehr von der Zustimmungslösung möglicherweise unbeabsichtigte negative Konsequenzen« (ebd.). Es wird die These aufgestellt, dass die Anzahl der Organtransplantationen nicht nur von einem bestimmten geltenden Gesetz abhängig sei, sondern eine Vielzahl von Faktoren entscheidenden Einfluss ausüben: »Ökonomische Gründe, Strukturprobleme, kulturelle und psychologische Aspekte spielen eine Rolle. Deshalb ist die Analyse der einzelnen Faktoren entscheidend, um erstens die Spendenbereitschaft zu erhöhen und zweitens mehr wirklich realisierte Transplantationen zu erreichen« (ebd.).

Zusammenfassend lässt sich sagen, dass die Kategorien *Unverhältnismäßige Forderung* und *Effektivität der Widerspruchsregelung* die am stärksten aufgegriffenen Kategorien darstellen (in jeweils 75,00 % der untersuchten Beiträge). Die Darstellung der *Effektivität* ist hier jedoch recht zwiespältig. Von großer Relevanz scheint außerdem, dass es um die *Rettung von Menschenleben* geht und dass die Widerspruchsregelung der *Allgemeinheit* dienlich sein könnte (in jeweils 50,00 % der untersuchten Beiträge). Bei der Interpretation dieser Ergebnisse sollte beachtet werden, dass die gesamte Anzahl der ausgewerteten Artikel für dieses Printmedium verhältnismäßig gering war.

Zusammenfassende abschließende Darstellung:

Tab. 1: Die Zeit – Häufigkeiten der erfassten Kategorisierungen

Kategorie	Die Zeit	
	Absolute Anzahl (n)	Anteil (in %)
Hirntodkriterium hinreichend	1	25,00
Kritik am Hirntodkriterium	1	25,00
Unverhältnismäßige Forderung	3	75,00
Recht auf Beschäftigung mit der Thematik	1	25,00
Rettung von Menschenleben	2	50,00
Erleichterter Umgang – Angehörige	1	25,00
Erleichterter Umgang – Ärzt:innen	0	0
Gerechtigkeit der Reziprozität	1	25,00
Allgemeinwohl	2	50,00
Misstrauen durch Transplantationsskandale	0	0
Effektivität der Widerspruchsregelung	3	75,00
Haltung der Kirchen	0	0
Vertrauensfrage	0	0

N = 4 Beiträge, Absolute Anzahl (n) = Anzahl an Beiträgen, in denen die Kategorie vorkommt

6.3 Die Welt

Die Welt veröffentlicht im untersuchten Zeitraum 20 Beiträge (davon vier Interviews), welche in die Analyse miteinbezogen wurden. Zehn dieser Beiträge erscheinen im Ressort »Politik«, drei Beiträge im

Ressort »Wissenschaft«, vier Beiträge im Ressort »Titel« und drei Beiträge im Ressort »Forum«. Da Interviews in diesem Printmedium eine bedeutende Rolle spielen, wurde der/die Interviewer:in als Autor:in angeführt, wenn auf Aussagen des/der Interviewten eingegangen worden ist, ist dies im Fließtext kenntlich gemacht.

6.3.1 Hirntodkriterium

Zwei der untersuchten Beiträge führen an, dass der Hirntod den Tod des Menschen darstellt. Im Artikel »Nur wenige Tote können spenden« wird erläutert, dass der Hirntod den juristischen Tod des Menschen darstelle und er von zwei Fachärzt:innen unabhängig voneinander festgestellt werden müsse (vgl. Fink 2018-09-25). »Das Hirn des Patienten muss irreversibel ausgefallen sein. Wird der Hirntod festgestellt, kommt der Patient als Organspender infrage« (ebd.). Im Interview »Wir stellen uns einen Leichnam einfach anders vor« äußert der Interviewte, Heiko Burrack (selbst nierentransplantiert), dass hirntote Menschen unwiederbringlich tot seien und sie nicht mehr in das Leben zurückkehren können (vgl. Liebram 2019-05-16).

Ein Artikel »Die Enteignung des Körpers« übt Kritik am *Hirntodkriterium*. »Bleibt am Ende die Frage, wann der Mensch so richtig endgültig tot ist. Derzeit wird der Hirntod als Messlatte des Todes wie eine Art Naturgesetz gehandelt. Es ist aber ein ›Tod bei lebendigem Leibe‹, denn genaugenommen muss ein Mensch bei der Organentnahme noch leben, sonst wären seine Organe irreversibel geschädigt und nutzlos« (Kelle 2019-05-06). Argumentativ begründet die Autorin ihre Kritik am Hirntodkonzept damit, dass Hirntote mehrfach Schwangerschaften ausgetragen und Kinder geboren bzw. gezeugt haben (vgl. ebd.). Außerdem können vegetative Funktionen wie Schweißausbrüche und Bluthochdruck bei der Organentnahme beobachtet werden (vgl. ebd.). Für die Autorin ist die Intaktheit solch fundamentaler körperlicher Funktionen nicht mit dem Tod des Menschen vereinbar (vgl. ebd.). Sie rechtfertigt die Einführung der »Hilfsdefinition« (ebd.) des Hirntodes damit, dass Menschen, die vor der Organentnahme für tot erklärt werden, eben nicht mehr durch Ärzt:innen getötet werden können und somit Ärzt:innen vor strafrechtlichen Konsequenzen bewahrt werden (vgl. ebd.).

6.3.2 Unverhältnismäßige Forderung

Diese Kategorie wird darüber hinaus durch Unterkategorien definiert, welche kursiv dargestellt werden. Insgesamt bewerten neun Beiträge eine solche Regelung als *Unverhältnismäßige Forderung*. Denn schon der Begriff Spende suggeriere Freiwilligkeit und somit keine Zwangsabgabe (vgl. Rasche und Dowideit 2018-09-04). »Genau diesen Umstand aber, die Freiwilligkeit, möchte Bundesgesundheitsminister Jens Spahn (CDU) nun ausgerechnet beim menschlichen Körper ändern« (ebd.). Im Artikel »Woran Jens Spahn noch scheitern kann« wird auf die Meinung des damals amtierenden Gesundheitsministers eingegangen, dieser erläutert, dass die Widerspruchsregelung einen Eingriff »in die Freiheit des Einzelnen« (Heinemann und Kaiser 2018-09-04) darstelle. Ein weiterer Beitrag bewertet die Widerspruchslösung bereits in der Überschrift als eine faktische »Enteignung des Körpers« (Kelle 2019-05-06). Der Staat dürfe sich nicht anmaßen über die Körper seiner Bürger:innen zu entscheiden, denn das würde keine selbstlose Spende mehr darstellen (vgl. ebd.).

Eingriff in das Recht auf Selbstbestimmung

Sechs der untersuchten Berichte thematisieren den *Eingriff in das Recht auf Selbstbestimmung*. In diesem Zusammenhang werden in der Zeitung ausschließlich Abgeordnete des Deutschen Bundestages zitiert, welche die Widerspruchsregelung als nicht verhältnismäßig ansehen. Gesundheitsexpertin Kirsten Kappert-Gonther (B'90/Grüne) sagt, dass Jens Spahn zuerst Vertrauen in das neue Gesetz »Verbesserung der Zusammenarbeit und der Strukturen bei der Organspende« haben solle, ehe er voreilig in das Recht auf Selbstbestimmung der Menschen eingreife (vgl. Heinemann und Kaiser 2018-09-04). Auch Christine Aschenberg-Dugnus (Freie Demokratische Partei (FDP)) kritisiert, dass das Selbstbestimmungsrecht der Bürger:innen durch die Widerspruchslösung nicht geachtet werde (vgl. ebd.). Außerdem gibt sie zu bedenken, dass die Freiwilligkeit der Organspende mit einer solchen Regelung nicht mehr gewahrt sei (vgl. ebd.). Die Alternative für Deutschland (AfD) spricht sich einstimmig gegen die Widerspruchslösung aus (vgl. Kamann 2018-11-15). Laut dem damaligen gesundheitspolitischen Sprecher der AfD, Axel Gehrke, sei die Widerspruchslösung nicht mit dem Recht auf Selbstbestimmung vereinbar (vgl. ebd.). Darüber hinaus würde sie das Ziel, mehr Organtransplantationen zu generieren, nicht erreichen, denn dafür benötige man eine verbesserte Organisation in den Krankenhäusern (vgl. ebd.). Annalena Baerbock (B'90/Grüne) sieht in der Widerspruchsregelung ebenfalls einen Eingriff in dieses fundamentale Persönlichkeitsrecht und kritisiert, dass der Staat die persönliche Entscheidung für eine Organspende antizipiere und diese nur durch aktiven Widerspruch aufgehoben werden könne (vgl. Graw 2018-12-24). Weiterhin bezeichnet Christian Lindner (FDP) die Widerspruchslösung als »Einschnitt in die freie Selbstbestimmung der Menschen« (Kamann 2019-04-02). Ulrich Oehme (AfD) wird im Artikel »Das Recht auf Leben und das Recht auf Schweigen« wie folgt zitiert: »[Durch die Widerspruchslösung] verkommt der selbstbestimmte Mensch zum wandelnden Organbehälter, der während des Sterbens mit staatlicher Hilfe der Lieferkette zugeführt wird« (Kamann 2019-06-27). Die Widerspruchsregelung wurde am 16.01.2020 durch den Deutschen Bundestag abgelehnt. Am darauffolgenden Tag, dem 17.01.2020, wurde der Artikel »Was bedeutet Selbstbestimmung?« veröffentlicht. Ein Argument vieler Abgeordneter gegen die Einführung der Widerspruchslösung war, dass die individuelle Freiheit und damit die Selbstbestimmung des Einzelnen durch sie bedroht werde (vgl. Klapsa 2020-01-17). Annalena Baerbock (B'90/Grüne), welche einen anderen Gesetzesentwurf in die Wege geleitet hatte, wurde in diesem Beitrag zitiert: »Wir stimmen heute auch darüber ab, wem gehört der Mensch. (…) Der Mensch gehört sich selbst, ungefragt, ohne Widerspruch« (ebd.). Paul Viktor Podolay (AfD) bezeichnet die Widerspruchslösung in seiner Rede als »sozialistische Gängelung« (ebd.), mit der ein »Ersatzteillager Mensch« (ebd.) geschaffen werde.

Eingriff in die körperliche Integrität, Deutungshoheit über den eigenen Körper

Drei Artikel setzen sich mit dem *Eingriff in die körperliche Integrität* bzw. die *Deutungshoheit über den eigenen Körper* nach dem Tod auseinander. Vom Menschen als Ersatzteillager zum Nutzen für die Gesamtbevölkerung ist im Artikel »Wem gehört Ihr Herz« die Rede (vgl. Rasche und Dowideit 2018-09-04). Im Artikel »Die Enteignung des Körpers« führt die Autorin an, dass die körperliche Unversehrtheit nach dem Tod in zahlreichen Religionen eine bedeutende Rolle spiele und sie nicht unbeachtet bleiben dürfe (vgl. Kelle 2019-05-06). Die Würde des Menschen dürfe auch über den Tod hinaus nicht verletzt werden, argumentiert Hilde Mattheis (SPD) (vgl. Klapsa 2020-01-17). Der ehemalige Gesundheitsminister Herrmann Gröhe (CDU) sieht genau dieses Recht auf körperliche Unversehrtheit im Beitrag »Was bedeutet Selbstbestimmung?« in Gefahr (vgl. ebd.).

Schweigen ungleich Zustimmung

Zwei der analysierten Artikel können der Unterkategorie *Schweigen ungleich Zustimmung* zugeordnet werden. Auch hier werden ausschließlich Meinungen von Bundestagsabgeordneten abgebildet. Stephan Pilsinger (CSU) weist im Artikel »Was hilft gegen den Mangel an Spenderorganen?« darauf hin, dass es dem deutschen Rechtssystem gänzlich unbekannt sei, dass die Nichtaussage Auswirkung auf die eigene Person habe, also wenn man bei der Widerspruchslösung nicht widerspräche, automatisch der Organentnahme zugestimmt hätte (vgl. Kamann 2018-11-15). Christine Aschenberg-Dugnus (FDP) argumentiert, dass Schweigen als Zustimmung nicht dem Menschenbild entspreche, das wir in Deutschland haben (vgl. Kamann 2019-05-07). Katja Kipping (Die Linke) ist der Auffassung, dass Anhänger:innen der Widerspruchslösung es begrüßten, wenn sich möglichst wenig Bürger:innen äußerten, weil diese Menschen dann automatisch Organspender:innen seien (vgl. ebd.).

Recht auf Nichtbeschäftigung mit der Thematik

Ein Beitrag hebt hervor, dass man *ein Recht auf Nichtbeschäftigung mit der Thematik* hat. »Die Idee des Bundesgesundheitsministers erscheint wie die Kopfgeburt eines glücklichen Mitglieds des Bildungsbürgertums, das sich eines nicht vorstellen kann: dass längst nicht jeder so differenziert über sein Leben nachdenkt wie man selbst. Viele Menschen haben weder Muße noch den Verständnishorizont, sich in Ruhe damit auseinanderzusetzen, welche ihrer Organe ihnen wohl im Falle eines schweren Unfalls entnommen werden könnten, sofern sie keinen Widerspruch erheben« (Rasche und Dowideit 2018-09-04). Der Artikel argumentiert, dass es viele Bürger:innen gebe, die die Sachlage gar nicht verstünden und eben auch nicht, was mit ihren Angehörigen passiere und »warum der Staat das Recht dazu hat« (ebd.).

6.3.3 Recht auf Beschäftigung mit der Thematik

Zur Kategorie *Recht auf Beschäftigung mit der Thematik* können acht Beiträge ausfindig gemacht werden. Angela Merkel (CDU) wird im Artikel »Merkel will Organspenden neu regeln« wie folgt zitiert: »Ich persönlich habe große Sympathie für die doppelte Widerspruchslösung. Weil ich dann doch aktiv einmal im Leben darüber nachdenken muss, ob ich das möchte oder nicht. (…) Das beraubt mich keiner Freiheit, aber ich muss mich mit dieser Frage auseinandersetzen und tue damit, glaube ich, für andere Menschen etwas sehr Wichtiges« (dpa 2018-09-07). Auch Karl Lauterbach (SPD) argumentiert, dass die Widerspruchslösung keine Organzwangsabgabe darstelle, sondern vielmehr die Pflicht zur Beschäftigung mit der Thematik (vgl. Kamann 2019-04-02). Petra Sitte (Die Linke) ist der Meinung, dass es unzumutbar sei, dass viele Menschen vergebens auf ein lebensrettendes Spender:innenorgan warten, aber dass es durchaus zuzumuten sei, dass sich Menschen einmal fundiert mit dem Thema Organspende auseinandersetzen und sich diesbezüglich entscheiden (vgl. ebd.). Im Interview »Leben dank fremder Organe« führt die Interviewte (selbst lungen- und nierentransplantiert) das Argument an, dass die Widerspruchslösung eine Einladung sei, »seine demokratische Freiheit zu nutzen« (Schwilden 2019-04-06) und dass diese Entscheidungsfreiheit jedem/jeder mündigen Bürger:in zuzumuten sei (vgl. ebd.). Dieses Zumutbarkeitsargument – es ist zumutbar, dass man sich einmal im Leben mit dem Thema aktiv auseinandersetzt – wird auch im Artikel »Jens Spahn will, dass möglichst viele Menschen schweigen« angeführt (vgl. Kamann 2019-05-07). Außerdem sei die Transplantationsmedizin ein ganz selbstverständlicher und wesentlicher Teil in der Medizin geworden, so solle es auch für die Menschen selbstverständlich sein, sich bzgl. einer potenziellen Organspende zu positionieren (vgl. ebd.). Franziska van Almsick (ehemalige deutsche Schwimmerin) und Thomas Oppermannn (SPD) führen in dem Interview »Dadurch erhält mein Leben über den Tod hinaus Sinn« ebenfalls das o. g. Zumutbarkeitsargument an (vgl. Kamann 2019-05-11). Van Almsick argumentiert, dass Menschen erst dann aktiv werden, wenn man ihnen eine Entscheidung abverlange (vgl. ebd.). Thomas Oppermann betont: »Natürlich ist in unserer Verfassungsordnung auch das Recht geschützt, sich nicht zu entscheiden. Aber der Gesetzgeber darf zum Schutz anderer Grundrechte in bestimmten Fällen verlangen, dass man sich entscheidet. Auch in anderen Sachen verlangt unsere Rechtsordnung ein aktives Verhalten von den Bürgern. Zum Beispiel wird bei Unglücksfällen die unterlassene Hilfeleistung unter Strafe gestellt. (…) Die Widerspruchsregelung ist kein Trick zum Ausnutzen von Nichtfestlegungen, sondern ist umgekehrt ein Anlass zur Festlegung. Alle Menschen hätten es in der Hand, zu sagen, ob sie Spender sind oder nicht. Das darf auch verlangt werden, weil es um Solidarität geht« (ebd.). Karl Lauterbach (SPD) argumentiert im Artikel »Das Recht auf Leben und das Recht auf Schweigen« darüber hinaus, dass letztendlich jeder Mensch im Fall der Fälle gern Empfänger:in für ein lebensrettendes Organ sein würde, daher sei es nicht zu viel verlangt, sich einmal im Leben der Materie zu widmen und eine Entscheidung zu treffen, wie diese ausfalle, sei dahingestellt (vgl. Kamann 2019-06-27). Sabine Dittmar (SPD) argumentiert: »Das Grundrecht auf Leben hat für mich einen höheren Stellenwert als das Grundrecht auf Nichtbefassung mit einem Thema« (vgl. ebd.). Auch Axel Rahmel (medizinischer Vorstand der DSO) macht im Interview »Aufklärungskampagnen haben sich bei Organspenden erschöpft« deutlich, dass die Widerspruchslösung einen Anreiz zur Entscheidung (für oder gegen eine Organspende) darstelle (vgl. Kamann 2020-01-14). Im Artikel »Mit Herz und Verstand« wird präzisiert, dass die Widerspruchslösung die erwachsenen Bürger:innen ernst nehme, weil sie eben von jedem/jeder Einzelnen eine Entscheidung abverlange (vgl. Rosenfeld 2020-01-15). »Die Widerspruchslösung verlangt jedem von uns etwas ab – nicht unsere Organe, sondern eine Antwort. Eine, die mit Herz und Verstand gegeben wird« (vgl. ebd.).

6.3.4 Rettung von Menschenleben

Dass es um die *Rettung von Menschenleben* geht, ist Gegenstand von 14 untersuchten Berichten. In Deutschland warteten 2018 ungefähr 10.000 Menschen auf ein Spender:innenorgan (vgl. DSO 2019). Auf diese Zahl beziehen sich zehn Beiträge (vgl. Rasche und Dowideit 2018-09-04, vgl. Heinemann und Kaiser 2018-09-04, vgl. Fink 2018-09-25, vgl. Kamann 2018-11-15, vgl. Graw 2018-12-24, vgl. Sudholt 2019-03-09, vgl. Schwilden 2019-04-06, vgl. Kelle 2019-05-06, vgl. Kamann 2019-06-27, vgl. Trauschel und Bergemann 2020-01-24). Durch die Widerspruchslösung könnte die Zahl der Spender:innenorgane steigen (vgl. Dobel 2019-02-13). Im Artikel »Wenn Solidarität den eigenen Körper betrifft« zeigt Karl Lauterbach (SPD) das katastrophale Verhältnis zwischen vorhandenen Spender:innenorganen und wartenden Patient:innen auf (vgl. Kamann 2019-04-02). Man benötige zehn Mal mehr Spender:innenorgane als vorhanden, somit sterben pro Jahr ca. 2000 Menschen, die auf der Warteliste stehen (vgl. ebd.). In einem Interview mit Thomas Oppermann (SPD) argumentiert dieser: »Tausende Menschen sind auf Spenderorgane angewiesen, für diese Menschen tragen wir Verantwortung. Daher ist es legitim, zu erwarten, dass wir dazu Stellung beziehen. Und es ist doch auch eine verlockende Aussicht: Man kann Menschenleben retten, wenn man nichts mehr tun kann und tot ist. Dadurch erhält doch mein Leben über den Tod hinaus einen Sinn« (Kamann 2019-05-11). Durch die Widerspruchsregelung können Menschenleben gerettet werden: »Menschen, die sonst sterben würden, können weiterleben« (Liebram 2019-05-16).

6.3.5 Erleichterter Umgang für Angehörige

Im Interview »Dadurch erhält mein Leben über den Tod hinaus Sinn« legt Thomas Oppermann (SPD) dar, wie die Widerspruchsregelung zu einer denkbaren Entlastung der Angehörigen führen könne (vgl. Kamann 2019-05-11). Dadurch, dass die Bürger:innen bereits zu Lebzeiten eine Entscheidung treffen, liege die Last der Verantwortung, über die Spende von Organen im Namen anderer entscheiden zu müssen, nicht mehr bei den Angehörigen (vgl. ebd.).

6.3.6 Allgemeinwohl

Drei Berichte führen selbstlose, der *Allgemeinheit* dienende Motive für eine Organspende an. »Denn was kann ethischer und humaner sein, als in dem Fall – und nur in dem Fall – dass man gestorben ist und die Organe mit einem vergehen würden, zum Spender von Leben zu werden?« (Rasche und Dowideit 2018-09-04). Eine Autorin argumentiert, dass die Widerspruchslösung keine Zumutung darstelle, sondern Ausdruck von Zutrauen: »Dem Zutrauen, dass wir verantwortungsvoll über das Leben anderer Menschen entscheiden« (Rosenfeld 2020-01-15). Im Artikel »Was bedeutet Selbstbestimmung?« wird Thomas Oppermann (SPD) zitiert: »Bei uns steht nicht der egoistische, sondern der aufs Gemeinwohl bezogene Mensch im Vordergrund« (Klapsa 2020-01-17).

6.3.7 Misstrauen durch Transplantationsskandale

Durch Transplantationsskandale verursachtes *Misstrauen* in der Bevölkerung wird in drei der analysierten Beiträge thematisiert. Das herrschende Misstrauen (vgl. Heinemann und Kaiser 2018-09-04) verringere die Spendenbereitschaft potenziell für Organspenden infrage kommender Menschen (vgl. Kamann 2019-04-02, vgl. Kelle 2019-05-06). »Unregelmäßigkeiten bei der Verteilung von Spenderorganen hatten vor einigen Jahren das Vertrauen in das bestehende System der Transplantation erschüttert« (Heinemann und Kaiser 2018-09-04). Welche Skandale gemeint sind, kommt nicht zum Ausdruck.

6.3.8 Effektivität der Widerspruchsregelung

Sechs der untersuchten Beiträge beleuchten die *Effektivität* dieser Regelung, in Staaten, in denen sie der gültigen Rechtsgrundlage entspricht. Im Artikel »Was hilft gegen den Mangel an Spenderorganen« wird als Referenzbeispiel Schweden angeführt, welches die Widerspruchslösung als nationale Rechtsgrundlage in der Organspende im Jahr 1996 eingeführt habe. Trotzdem sei die Zahl der Organspender:innen im internationalen Vergleich gering: »zwischen 2000 und 2016 [hat sich die Zahl] nur von 97 auf 195 erhöht« (Kamann 2018-11-15). Obwohl diese Entwicklung eine Verdopplung der Zahl der Organspender:innen darstellt, liegt die Zahl deutlich hinter den Zahlen aus anderen europäischen Ländern. In einem anderen Artikel wird erläutert, dass Deutschland seit Jahren von anderen Ländern, die die Widerspruchsregelung eingeführt haben, profitiere (vgl. Sudholt 2019-03-09). Spanien sei in Hinblick auf Organspenden europäischer Vorreiter, allerdings gelte dort das Herztodkriterium, wie auch in Frankreich, der Schweiz, den Niederlanden und in Teilen der USA (vgl. Kelle 2019-05-06). »Das erklärt die hohen spanischen Organspende-Zahlen möglicherweise viel besser als die praktizierte Widerspruchslösung« (ebd.). In Spanien kommen auf eine Million Einwohner:innen 46,9 Organspender:innen, während sich die Zahl der Organspender:innen pro eine Million Einwohner:innen in Deutschland auf 11,5 belaufe (vgl. Kamann 2019-06-27). Im Interview »Aufklärungskampagnen haben sich bei Organspenden erschöpft« mit Axel Rahmel (medizinischer Vorstand der DSO) argumentiert dieser, dass womöglich allein die Widerspruchsregelung die Zahl der Organspender:innen nicht direkt wachsen ließe (dies sei zumindest nicht ableitbar aus Erfahrungen anderer Länder), aber sie durch das Zusammenwirken mit dem »Gesetz zur Stärkung der Strukturen in der Organspende« ihre Wirksamkeit entfalten könnte (vgl. Kamann 2020-01-14). Im Artikel »Organspende, weiter gedacht«, welcher kurz nach der Ablehnung der Widerspruchslösung erschienen ist, wird thematisiert, dass es Länder mit Widerspruchslösung gebe (auf welche Länder hier Bezug genommen wird, bleibt unklar), die mehr Transplantationen durchführen. Demgegenüber stehen Länder, wie die USA oder Island, welche mit Zustimmungslösung mehr Organspenden verzeichnen können als Deutschland. Sowohl in Polen als auch in Zypern entspreche die Widerspruchslösung der geltenden Rechtsgrundlage, trotzdem generieren sie weniger Organspenden (vgl. Trauschel und Bergemann 2020-01-24). Die Autor:innen schlussfolgern: »Eine Patentlösung für mehr erfolgreiche und lebensrettende Organspenden gibt es nicht« (ebd.).

6.3.9 Haltung der Kirchen

Zwei Artikel setzen sich mit der *Haltung der Kirchen* zu dieser Thematik auseinander. Im Beitrag »Woran Jens Spahn noch scheitern kann« wird festgehalten, dass gerade die kritische Haltung der Kirchen für Christdemokraten eine wichtige Rolle spiele und eine gewisse Skepsis auch in der eigenen Partei mit sich bringe (vgl. Heinemann und Kaiser 2018-09-04). Was diese kritische Haltung genau beinhaltet, kommt in dem Beitrag nicht zum Ausdruck. Nach der Ablehnung der Widerspruchsregelung erscheint am 17.01.2020 der Beitrag »Grünen-Chefin: Reform der Organspende schafft Vertrauen«. In diesem befürworten die kirchlichen Wohlfahrtsverbände und der Deutsche Hospiz- und PalliativVerband (DHPV), »dass die Organspende eine freiwillige

Entscheidung bleibt« (epd/AFP/dpa 2020-01-17). »Winfried Hardinghaus, Vorsitzender des DHPV, sagte, die Entscheidung des Bundestags werde ›am ehesten dem allgemeinen Persönlichkeitsrecht im Umgang mit den sensiblen Fragen rund um das Lebensende gerecht‹" (ebd.). Damit nimmt er Bezug auf die Verabschiedung des »Gesetz[es] zur Stärkung der Entscheidungsbereitschaft bei der Organspende« (vgl. ebd.). Auch die beiden großen Kirchen (die evangelische Kirche und die katholische Deutsche Bischofskonferenz) befürworten die getroffene Entscheidung gegen die Widerspruchslösung (vgl. ebd.). Ulrich Pohl (Chef des diakonischen Trägers Bethel – Teil der evangelischen Kirche) begrüßt den Beschluss hingegen nicht. Er argumentiert, dass durch die Nicht-Verabschiedung der Widerspruchsregelung eine gute Möglichkeit vergeben worden sei, um mehr Menschenleben zu retten (vgl. ebd.). Zudem gibt er zu bedenken, dass durch die verabschiedete erweiterte Zustimmungslösung mehr Aufwand betrieben werden müsse, um die Bevölkerung aufzuklären und zu informieren. Dies erfordere Ressourcen, »die wir besser an anderer Stelle im Gesundheitswesen nutzen könnten« (ebd.).

6.3.10 Vertrauensfrage

Drei der analysierten Berichte thematisieren mangelndes *Vertrauen* der Bevölkerung in das Transplantationssystem oder sogar noch eine mögliche Verstärkung des mangelnden Vertrauens durch eine Widerspruchslösung. »Die Deutsche Stiftung Patientenschutz mahnte an, vor allem das Vertrauen der Menschen ins Organspendesystem zu gewinnen. Nötig seien klare, einheitliche Regeln für die Verteilung der Organe und die Kontrolle. Dafür sei der Staat verantwortlich. Andernfalls würden die Rechte der Menschen auf der Warteliste durch eine Widerspruchsregelung nicht gestärkt. Für sie bleibe das Transplantationssystem eine ›intransparente Blackbox‹" (dpa 2018-09-07). Peter Dabrock (damaliger Vorsitzender des Deutschen Ethikrates) lehnt die Widerspruchslösung im Artikel, »Wenn Solidarität den eigenen Körper betrifft«, ab (vgl. Kamann 2019-04-02). Sie wird von ihm als »unnötig und schädlich« (ebd.) bezeichnet. Seiner Meinung nach würde eine Widerspruchslösung die Effizienz des Systems nicht steigern, wohl »aber das Vertrauen der Bürger unterminieren« (ebd.). Durch »Skandale im Rahmen der Feststellung des Hirntods [und] Gewinnmaximierung bei Vergütung der Leistungen der Transplantationsmedizin« (Kamann 2019-06-27) fehle den Bürger:innen das Vertrauen in das Organspendensystem, schildert die AfD-Fraktion (vgl. ebd.). Karin Maag (CDU) kritisiert, dass die Widerspruchslösung viele Menschen verschrecke und Ängste wecken werde, weil durch sie ein zu großer Druck auf die Bürger:innen aufgebaut werde (vgl. ebd.). »Sie zeigte sich besorgt, dass eine solche Regelung ›das Vertrauen der Menschen in die Organspende beschädigen könne‹" (ebd.).

Zusammenfassend lässt sich sagen, dass die Kategorisierung *Rettung von Menschenleben* die größte Position einnimmt (in 70,00 % der untersuchten Beiträge). Stark gewichtet wird außerdem, dass die Widerspruchsregelung eine *Unverhältnismäßige Forderung* darstellen würde (in 45,00 % der untersuchten Beiträge). Dass man ein *Recht* bzw. sogar die *Pflicht zur Beschäftigung mit der Thematik* hat, wird ebenfalls betont (in 40,00 % der untersuchten Beiträge).

Zusammenfassende abschließende Darstellung:

Tab. 2: Die Welt – Häufigkeiten der erfassten Kategorisierungen

Kategorie	Die Welt	
	Absolute Anzahl (n)	Anteil (in %)
Hirntodkriterium hinreichend	2	10,00
Kritik am Hirntodkriterium	1	5,00
Unverhältnismäßige Forderung	9	45,00
Recht auf Beschäftigung mit der Thematik	8	40,00
Rettung von Menschenleben	14	70,00
Erleichterter Umgang – Angehörige	1	5,00
Erleichterter Umgang – Ärzt:innen	0	0
Gerechtigkeit der Reziprozität	0	0
Allgemeinwohl	3	15,00
Misstrauen durch Transplantationsskandale	3	15,00
Effektivität der Widerspruchs-regelung	6	30,00
Haltung der Kirchen	2	10,00
Vertrauensfrage	3	15,00

N = 20 Beiträge, Absolute Anzahl (n) = Anzahl an Beiträgen, in denen die Kategorie vorkommt

6.4 Die Tageszeitung

Die taz veröffentlicht im Untersuchungszeitraum 21 Beiträge, darunter drei Interviews, welche in die Analyse einbezogen worden sind. Jeweils drei Beiträge erscheinen in den Ressorts »Gesellschaft« und

»Kommentar«, in den Ressorts »Wissenschaft« und »Inland« erscheinen jeweils zwei Beiträge, im Ressort »Kultur« erscheint ein Beitrag, vier Beiträge erscheinen im Ressort »Meinung und Diskussion«, fünf Beiträge erscheinen im Ressort »Schwerpunkt« und ein Artikel ist ohne Ressortangabe.

6.4.1 Hirntodkriterium

Der Artikel »Kampf um Lebenszeit« erläutert, dass der Hirntod dem Tod des Menschen gleichkommt (vgl. Dribbusch 2018-09-04). Wenn hirntote Organspender:innen während der Organentnahme mit kreislaufprotektiven Medikamenten stabilisiert werden müssen, wirke dies auf manche Menschen so, als wären sie noch am Leben, »[d]er Hirntod ist aber eine eindeutige Diagnose« (ebd.).

Vier Berichte üben Kritik am Hirntodkonzept. Im Artikel »Organmangel wird bleiben« kommt zum Ausdruck, dass Wissenschaftsinstitutionen wie der amerikanische *President's Council of Bioethics* das Konzept des Hirntodes anzweifeln würden (vgl. Baureithel 2018-09-28). Wie diese Kritik genau aussieht, wird in dem Beitrag nicht aufgearbeitet. Im Gastbeitrag »Das gerechtfertigte Töten« erläutert Anna Bergmann (Professorin an der Kulturwissenschaftlichen Fakultät der Europa-Universität Viadrina in Frankfurt (Oder)): »Die Lüge vom Hirntod ermöglicht es Medizinern und der Gesellschaft, sterbende Menschen wie Biomüll zu recyceln« (Bergmann 2018-12-01). Sie bezieht sich auf die Position von Dominic Wilkinson (Bioethiker, Universität Oxford) und Julian Savulescu (Bioethiker, Universität Oxford), die seit 2008 den Standpunkt vertreten, dass die Hirntoddefinition biologisch nicht aufrechterhalten werden könne, denn Hirntote seien nicht wirklich tot (vgl. ebd.). »Aus dieser Neubewertung der transplantationsmedizinischen Praxis leiten sie ein medizinisches Tötungsrecht ab und sprechen von einem justified killing, einem gerechtfertigten Töten, um das Leben anderer Patienten zu retten. Diese Enttabuisierung der Tötung für verpflanzungstherapeutische Zwecke ist plausibel, wenn wir uns ein Bild von ›Hirntoten‹ zu machen versuchen: Die Hirntodvereinbarung teilt einen Patienten auf in eine ›tote Person‹ mit einem ›noch überlebenden übrigen Körper‹" (ebd.). Diese Aufteilung von Sterbenden sei seit der Einführung der Definition des Hirntodes 1968 umstritten, denn das Gehirn könne nur als Organ verstanden werden und nicht als ein eigenständiges Wesen (vgl. ebd.). Die Hirntoddefinition mache den Tod des Menschen von lediglich einem Organ abhängig (vgl. ebd.). »Damit wird der prozesshafte Charakter des Sterbens im biologischen Sinne, aber auch als soziales Ereignis verleugnet. Das Herz von Hirntoten schlägt, ihre Lungen atmen mit technischer Hilfe, sie verdauen, scheiden aus, wehren Infektionen ab« (ebd.). Die Intaktheit solch fundamentaler körperlicher Reaktionen, auch während der Explantation, sind für die Autorin nicht mit dem Tod des Menschen vereinbar (vgl. ebd.). Monika Knoche (von 2005 – 2009 stellvertretende Fraktionsvorsitzende der Linken) argumentiert in ihrem Gastkommentar »Spenden im Tod geht nicht«, dass die Gleichsetzung des Hirntodes mit dem Tod des Menschen zweckgeleitet sei und an der Verfassung rühre (vgl. Knoche 2020-01-09). »Eine Spende nach dem Tod entspricht nicht der Wirklichkeit« (ebd.). Genauer gesagt müsse der irreversible Hirnfunktionsausfall eingetreten sein, während der Rest des Körpers künstlich am Leben erhalten werde (vgl. ebd.). Nur so könne die Organexplantation vorgenommen werden (vgl. ebd.). Ein weiterer Beitrag lehnt die Gleichsetzung des Hirntodes mit dem Tod des Menschen ab: »Richtig ist auch, dass die Diagnose ›hirntot‹ nicht gleichbedeutend ist mit ›tot‹" (Lemme und Löhr 2020-01-14). Diese Aussage wird nicht weiter argumentativ untermauert.

6.4.2 Unverhältnismäßige Forderung

Diese Kategorie wird auch durch Unterkategorien definiert, welche kursiv dargestellt werden. Zehn Artikel bewerten die Widerspruchsregelung als *Unverhältnismäßige Forderung*. Im Artikel »Freiheit – aber zu welchem Preis« bezieht sich die Autorin auf die Position von Jens Spahn (CDU), der erläutert, dass die Widerspruchslösung einen Eingriff in die Freiheit der Bürger:innen darstelle, denn von ihnen werde ein aktiver Widerspruch verlangt (vgl. Roth 2019-04-03). Die Autor:innen des Artikels »Sollen wir alle Organspender*innen sein?« werfen die Frage auf, ob man die Widerspruchslösung strikt ablehnen müsse, wenn man den Artikel 1 des deutschen Grundgesetzes – »die Würde des Menschen ist unantastbar« (Lemme und Löhr 2020-01-14) – ernst nehme. »Der Satz ist so ziemlich das Beste an der Bundesrepublik, weil er sagt: Der Staat hat niemals

Zugriffsrecht auf das Individuum. Das größere Gut darf er nicht über die Unversehrtheit des Einzelnen stellen« (ebd.).

Eingriff in das Recht auf Selbstbestimmung

Vier der Artikel weisen auf einen *Eingriff in das Recht auf Selbstbestimmung* hin. Im Artikel »Bis dass der Tod entscheidet« wird angemerkt, dass es durchaus Sorgen und Unbehagen bei Bürger:innen wecke, wenn der Staat in das Recht auf Selbstbestimmung über den eigenen Körpers eingreife, »erst recht in Deutschland mit seiner Geschichte« (Dribbusch 2019-04-02a). Darüber hinaus wird geäußert, dass durch die Widerspruchslösung eventuell sogar weniger Organspender:innen akquiriert werden können, da sie als eine Art »Zwangsverpflichtung« (ebd.) ausgelegt werden würde (vgl. ebd.). Im Interview »Schweigen darf nicht Zustimmung bedeuten« mit Kirsten Kappert-Gonther (B'90/Grüne) äußert diese unmissverständlich, dass die Widerspruchsregelung einen Eingriff in das Recht auf Selbstbestimmung der Menschen darstelle (vgl. Schemmel und Schirrmeister 2019-06-25). »Die Selbstbestimmung über die letzten Dinge ist ein zentrales Element von Würde. Sie ist auch ein ganz zentrales Element von demokratischer Gesellschaft« (ebd.). Auch Peter Dabrock (damaliger Vorsitzender des Deutschen Ethikrates) und andere Kritiker:innen der Widerspruchslösung sehen dieses fundamentale Persönlichkeitsrecht in Gefahr (vgl. Tran 2019-12-27). Hilde Mattheis (SPD) bringt in der Debatte am 16.01.2020 (Entscheidung über ein neues Organspendegesetz) zum Ausdruck, dass man Menschen nicht ihres Rechts auf Selbstbestimmung berauben dürfe (vgl. Schmollack 2020-01-18).

Eingriff in die körperliche Integrität, Deutungshoheit über den eigenen Körper

Ein Gastkommentar – »Spenden im Tod geht nicht« – setzt sich mit dem *Eingriff in die körperliche Integrität* bzw. die *Deutungshoheit über den eigenen Körper* nach dem Tod auseinander. Laut der Meinung von Monika Knoche (von 2005 – 2009 stellvertretende Fraktionsvorsitzende der Linken) würde die Widerspruchsregelung »zwei fundamental verschiedene Grundrechtsauslegungen je nach

Sterbeart entstehen lassen« (Knoche 2020-01-09). Sie erläutert, dass die »Organabgabeverpflichtung« (ebd.), also die Widerspruchsregelung, Menschen betreffen würde, »die eines ›brauchbaren‹ Todes sterben« (ebd.), währenddessen die Totenruhe bei Menschen, die eines natürlichen Todes sterben, gewahrt wäre (vgl. ebd.).

Schweigen ungleich Zustimmung

Drei der analysierten Artikel können der Unterkategorisierung *Schweigen ungleich Zustimmung* zugeordnet werden. Im Artikel »Fremdbestimmte Organentnahmen« ist der Autor der Auffassung, dass, wenn Schweigen Zustimmung bedeute, alle gesellschaftlich anerkannten Normen verfälscht würden (vgl. Görlitzer 2018-10-26). Vor jedem medizinischen Eingriff müssen Ärzt:innen Patient:innen vollständig aufklären und die Einwilligung dieser einholen (vgl. ebd.). »Stellvertretende Einwilligungen und Vermutungen im Grenzbereich von Leben und Tod sollte der Gesetzgeber ausdrücklich ausschließen, will er die selbstbestimmte Entscheidung von Menschen für oder gegen die Entnahme ihrer Körperteile ernst nehmen« (ebd.). Im Interview mit Kirsten Kappert-Gonther (B'90/Grüne) äußert sie: »In dieser zutiefst persönlichen Frage auf Uninformiertheit zu setzen, finde ich unredlich. Das Fehlen einer Antwort würde als Ja gewertet« (Schemmel und Schirrmeister 2019-06-25). Sie argumentiert, dass selbst ein Newsletter-Abonnement mit einer schriftlichen Einwilligung der Empfänger:innen einhergehen müsse (vgl. ebd.). Diese Regelungen dürfen bei der Organspende nicht hinfällig werden: »Schweigen darf nicht Zustimmung bedeuten, nicht in einer so persönlichen und tiefgreifenden Entscheidung über die letzten Dinge des Lebens« (ebd.). Monika Knoche (von 2005 – 2009 stellvertretende Fraktionsvorsitzende der Linken) argumentiert in ihrem Gastkommentar »Spenden im Tod geht nicht«, dass es dem deutschen Rechtsverständnis widerspreche, wenn man »zu den [Fragen der] letzten Dinge[...] des Lebens« (Knoche 2020-01-09) keine Antworten parat habe, diese als Zustimmung zu werten (vgl. ebd.).

Recht auf Nichtbeschäftigung mit der Thematik

Fünf Beiträge können der Unterkategorie *Recht auf Nichtbeschäftigung mit der Thematik* zugeordnet werden. Im Beitrag »Bis dass der Tod entscheidet« greift die Autorin diese Argumentationslinie auf (vgl. Dribbusch 2019-04-02a). Sie ist der Auffassung, dass es für die Bürger:innen die Freiheit geben müsse, sich nicht zu entscheiden und sich auch nicht mit der Frage einer Organspende beschäftigen zu müssen (vgl. ebd.). Im Artikel »Zwang zur Entscheidung« geht die Autorin auf mögliche moralische Auseinandersetzungen derjenigen Bürger:innen ein, die sich, aus welchen Gründen auch immer, nicht entscheiden können oder nicht entscheiden wollen (vgl. Dribbusch 2019-04-02b). Eine fehlende Bereitschaft, eine Entscheidung zu treffen (für oder gegen eine Organspende), könne angesichts der Tatsache, dass viele Menschen auf der Warteliste für ein Spender:innenorgan stehen, ethische Konflikte für unschlüssige Bürger:innen mit sich bringen (vgl. ebd.). Menschen, die sich aus gesundheitlichen Gründen (z. B. psychiatrische Gründe – Angststörungen, Depressionen) nicht mit dem Thema beschäftigen wollen oder können, werden nach der Widerspruchsregelung zwangsläufig als Organspender:innen zählen, so Katja Kipping (Die Linke) (vgl. Dribbusch 2019-05-07). Im Interview »Schweigen darf nicht Zustimmung bedeuten« mit Kirsten Kappert-Gonther (B'90/Grüne) führt auch sie dieses Argument an (vgl. Schemmel und Schirrmeister 2019-06-25). Menschen mit psychiatrischen Erkrankungen seien überfordert mit solchen Fragestellungen (vgl. ebd.). »Es gibt sehr viele Gründe, warum man sich in bestimmten Phasen des Lebens mit letzten Fragen nicht auseinandersetzen kann« (ebd.). Monika Knoche (von 2005 – 2009 stellvertretende Fraktionsvorsitzende der Linken) argumentiert in ihrem Gastkommentar »Spenden im Tod geht nicht«, dass die Widerspruchslösung alle Bürger:innen zwinge, sich mit dem eigenen Ableben zu beschäftigen, was nicht vertretbar sei (vgl. Knoche 2020-01-09).

6.4.3 Recht auf Beschäftigung mit der Thematik

Fünf Beiträge können der Unterkategorie *Recht auf Beschäftigung mit der Thematik* zugeordnet werden. Die Meinung des damals amtierenden Gesundheitsministers Jens Spahn (CDU) wird im Artikel »Organmangel wird bleiben« aufgegriffen (vgl. Baureithel 2018-09-28). Bei seinem Gesetzesvorschlag gehe »es um die ›Pflicht‹ (…) sich mit dem Thema zu beschäftigen und zu bekunden, wenn man sich gegen eine Organspende entscheidet. Wer dies nicht tut, erklärt sich mit der Entnahme seiner Organe einverstanden« (ebd.). Jens Spahn (CDU) betont weiterhin, dass die Widerspruchsregelung keine »Organabgabepflicht« (Dribbusch 2019-04-02b) sei, sondern »eine ›Verpflichtung‹, sich mit der Organspende zu beschäftigen« (ebd.). Im Beitrag »Freiheit – aber zu welchem Preis« erläutert die Autorin, dass sich die Bürger:innen nicht dazu gedrängt fühlen sollen, Organe zu spenden (vgl. Roth 2019-04-03). Aber man könne von allen Bürger:innen verlangen, sich mit der Thematik auseinanderzusetzen (vgl. ebd.). »Freundliches Nachfragen beim Behördengang oder Arztbesuch allein wird das nicht gewährleisten. Die Notwendigkeit aktiven Widerspruchs samt Ultimatum hingegen schon« (ebd.). Im Interview »Ich kann nicht so tun, als wäre nichts gewesen« führt der Interviewte Ivan Klasnić, welcher bereits auf drei Nierentransplantationen angewiesen war, an, dass die Widerspruchslösung einen Fortschritt darstellen würde, denn so müssen sich die Bürger:innen aktiv mit dem Thema auseinandersetzen (vgl. Fusco 2019-01-07). Laut dem Artikel »Sollen wir alle Organspender*innen sein?« veranlasst und motiviert die Widerspruchslösung die Bürger:innen sich mit dem Thema der Organspende auseinanderzusetzen (Lemme und Löhr 2020-01-14). Sie stelle also keinen massiven Eingriff dar, sondern biete Anstoß zur Auseinandersetzung mit dem Themenfeld der Organspende (vgl. ebd.).

6.4.4 Rettung von Menschenleben

Dass es um die *Rettung von Menschenleben* geht, ist Bestandteil dreizehn untersuchter Berichte. Im Jahr 2019 warten mehr als 9.000 Menschen auf eine Organspende (vgl. DSO 2020). Auf diese Zahl berufen sich sieben der untersuchten Beiträge (vgl. Dribbusch 2018-09-04, vgl. Baureithel 2018-09-28, vgl. Dribbusch

2019-04-02b, vgl. Dribbusch 2019-05-07, vgl. Schemmel und Schirrmeister 2019-06-25, vgl. Dribbusch 2020-01-14, vgl. Schmollack 2020-01-18). Der Beitrag »Kampf um Lebenszeit« betont, dass es vermutlich kein besseres Argument für die Einführung der Widerspruchsregelung gebe als das Leid der Wartenden (vgl. Dribbusch 2018-09-04). Im Interview »Frauen fühlen sich stärker verantwortlich« bringt die interviewte Psychologin, Merve Winter, zum Ausdruck, dass ihr die Problematik mit den Wartelisten und den geringen Spender:innen bekannt sei und dass man dies wahrscheinlich durch die Widerspruchsregelung ändern könne (vgl. Pfaff 2019-02-09). Dieses Argument für die Einführung der Gesetzesänderung führt auch Karl Lauterbach (SPD) an (vgl. Dribbusch 2019-04-02b). »Derzeit sterben in Deutschland drei Menschen pro Tag, weil sie keine Niere, Bauchspeicheldrüse oder Lunge erhalten haben« (Herrmann 2019-12-27). Um durch mehr potenzielle Spender:innen die Lage zu verbessern und Leben zu retten, stimmte der Bundestag im Januar 2020 über neue Gesetze in der Transplantationsmedizin ab (vgl. Tran 2019-12-27, vgl. Lemme und Löhr 2020-01-14). Der Autor des Artikels »Eine Herzenssache« thematisiert diese Bundestagsdebatte. Matthias Bartke (SPD) stellt in seiner Rede das Schicksal eines neunjährigen Mädchens vor, welches auf ein Spender:innenherz warten würde. »Lilli (…) habe ihm gesagt: ›Wenn man tot ist, braucht man doch seine Organe gar nicht mehr.‹ Sie habe recht« (Schulte 2020-01-17). Im Artikel »Typisch deutsche Stagnation«, welcher ebenfalls am 17.01.2020 veröffentlicht wurde, macht die Autorin deutlich, dass das Scheitern der Widerspruchslösung im Deutschen Bundestag den 16.01.2020 zu einem traurigen Tag gemacht habe (vgl. Dribbusch 2020-01-17a). »[E]in Gesetzentwurf, der tatsächlich einen Unterschied gemacht hätte für die auf Spenderorgane wartenden Schwerkranken in Deutschland« (vgl. ebd.).

6.4.5 Erleichterter Umgang für Angehörige

Zu dieser Kategorisierung kann ein Beitrag ausfindig gemacht werden. Im Artikel »Freiheit – aber zu welchem Preis« erläutert die Autorin, dass die Widerspruchslösung eine Erleichterung für Angehörige darstellen könne, wenn diese nicht mehr »unter zeitlichem und moralischem Druck stellvertretend handeln müssen« (Roth 2019-04-03).

6.4.6 Allgemeinwohl

Fünf Berichte führen selbstlose, der *Allgemeinheit* dienende Motive der Widerspruchslösung an. Generell besteht die Möglichkeit, dass potenziell jede/jeder Bürger:in irgendwann auf eine Organspende angewiesen sei (vgl. Haarhoff 2018-09-19, vgl. Baureithel 2018-09-28, vgl. Roth 2019-04-03). Im Artikel »Irrationales Getöse« argumentiert die Autorin, dass die Widerspruchslösung »ein Zusammenhalt stiftendes gesellschaftliches Bekenntnis [ist]« (Haarhoff 2018-09-19). Dieses Prinzip greift auch der interviewte Organspendeempfänger in »Ich kann nicht so tun, als wäre nichts gewesen« auf: »[J]eder könnte irgendwann ein Organ brauchen und sollte dann nicht sterben müssen, nur weil es zu wenig Organspender gibt« (Fusco 2019-01-07). Ein Beitrag thematisiert, dass die Widerspruchslösung einem »Solidaritätsprinzip« (Lemme und Löhr 2020-01-14) entspreche, welches man deshalb als einfühlsamer Mensch nur befürworten könne (vgl. ebd.).

6.4.7 Misstrauen durch Transplantationsskandale

Diese Kategorie kann in einem Beitrag wiedergefunden werden. Im Jahr 2012 manipulierten Ärzt:innen Wartelisten, um ihren Patient:innen einen Vorteil zu verschaffen. Dieser Skandal führte zu Verunsicherung unter den Bürger:innen und hatte einen Rückgang der Spender:innenregistrierungen zur Folge (vgl. Dribbusch 2018-09-04).

6.4.8 Effektivität der Widerspruchsregelung

Acht Beiträge können der Kategorie *Effektivität der Widerspruchsregelung* zugeordnet werden. Im Artikel »Irrationales Getöse« erläutert die Autorin, dass alle europäischen Länder mit ähnlichen medizinischen Standards und mit der Widerspruchslösung als nationaler Rechtsgrundlage deutlich höhere Organspendenzahlen haben als die Bundesrepublik Deutschland (vgl. Haarhoff 2018-09-19). »Falsch wäre es allerdings, daraus zu schlussfolgern, es gäbe einen kausalen Zusammenhang zwischen der Widerspruchsregelung und der Zahl der tatsächlich erfolgten Spenden« (ebd.). Als Beispiel führt sie Spanien an, welches in den 1980er Jahren trotz der geltenden Widerspruchsregelung einen Tiefpunkt erlitt (vgl. ebd.). Heute sei Spanien im Hinblick auf Organspendenzahlen europäischer Vorreiter (vgl. ebd.). Erst als in Spanien Veränderungen im Transplantationssystem durchgeführt wurden, kam es zu einer Zunahme der Organspendenzahl (vgl. ebd.). »Einen problematischen Grundrechtseingriff wird man [in der Widerspruchslösung] übrigens schon deshalb nicht sehen können, weil fast alle europäischen Nachbarländer die Widerspruchsregelung seit Langem und juristisch unangefochten praktizieren« (ebd.). Die Widerspruchslösung gelte bereits in 20 der 28 Mitgliedsstaaten der europäischen Union (vgl. Dribbusch 2019-04-02b). Im Interview »Schweigen darf nicht Zustimmung bedeuten« mit Kirsten Kappert-Gonther (B'90/Grüne) sagt sie, dass die Widerspruchsregelung nachweislich nicht die Organspender:innenzahl erhöhen werde, das habe eine britische Studie belegt (vgl. Schemmel und Schirrmeister 2019-06-25). Der Titel der entsprechenden Studie ist im Interview hinterlegt. Die Widerspruchslösung habe »keinen Einfluss auf die realisierte Organspenderate« (ebd.). Darüber hinaus erwähnt sie, dass sie und der Gesundheitsausschuss in Spanien waren, welches als Gesetzesgrundlage die Widerspruchslösung habe, »um vom Organspendeweltmeister zu lernen. (…) Alle, mit denen wir gesprochen haben, sowohl der Direktor des größten Organspendezentrums als auch die Fach-PolitikerInnen sowie die Chefin der dortigen transplantationsmedizinischen Organisation, Beatriz Domínguez-Gil, haben uns mitgeteilt, dass die Widerspruchslösung zwar im Gesetz verankert ist, aber nicht praktiziert wird« (ebd.). Das heiße, dass den Spanier:innen im Todesfall keine Organe entnommen werden, wenn nicht eine ausdrückliche Zustimmung der Spender:innen vorliege oder die Angehörigen versichern können, dass sie im Sinne der Verstobenen handeln, wenn sie deren Organe spenden würden (vgl. ebd.). Der Artikel »Der Bundestag entscheidet im Januar über neue Organspende-Regeln« vergleicht die Organspender:innenzahl Spaniens mit der Deutschlands: »Wegen [der Entscheidungslösung, die hierzulande praktiziert wird], so meinen Kritiker, ist die Bundesrepublik im europäischen Vergleich eines der Schlusslichter bei der Organspende« (Tran 2019-12-27). In Spanien kommen auf eine Million Einwohner:innen 48 Organspender:innen, während sich die Zahl der Organspender:innen pro eine Million Einwohner:innen in Deutschland auf 11,3 beläuft (2018) (vgl. ebd.). Auch der Beitrag »Eine Diskussion um Leben und Tod« setzt verschiedene europäische Länder miteinander in Vergleich: »Nach Zahlen des Newsletters Transplant der globalen Datenbank GODT gab es im Jahre 2018 zum Beispiel in Spanien eine Rate von 48,3 SpenderInnen pro eine Millionen Einwohner, in Österreich eine Rate von 24,5 und in den Niederlanden von 16,4, während Deutschland mit einer Rate von 11,6 sehr weit hinten lag« (Dribbusch 2020-01-14). Somit habe Deutschland eine vergleichsweise geringe Zahl an Spender:innen (vgl. ebd.). Im Beitrag »Fünf Prozent weniger« wird die Bundesrepublik Deutschland Österreich gegenübergestellt. Dort gelte die Widerspruchslösung und im Widerspruchsregister seien weniger als 1 Prozent der Bevölkerung verzeichnet (vgl. Dribbusch 2020-01-17b). Das Spender:innenaufkommen sei in Österreich sehr viel höher als in Deutschland (vgl. ebd.). Eine genaue Zahl erwähnt die Autorin nicht, sie gibt nur an, dass Angehörige von Organspender:innen in Österreich in ca. 20 % der Fälle eine Organspende ablehnen (vgl. ebd.). Der Artikel »Eine Herzenssache«, welcher einen Tag nach der Ablehnung der Widerspruchslösung veröffentlicht wurde, beleuchtet die Bundestagsdebatte. Jens Spahn (CDU) sagt in dieser Debatte, dass unsere Nachbarländer zwei- bis dreimal so viele Organe spenden würden wie Deutschland: »Wir sind Schlusslicht in Europa« (Schulte 2020-01-17). Im Beitrag »Typisch deutsche Stagnation«, der ebenfalls am 17.01.2020 veröffentlicht wurde, macht die Autorin deutlich, dass der neu verabschiedete Gesetzentwurf der Zustimmungslösung alles beim Alten belasse. »Deutschland bleibt eines der wenigen EU-Länder ohne Widerspruchslösung« (Dribbusch 2020-01-17a).

6.4.9 Haltung der Kirchen

Diese Kategorie wird in zwei der betrachteten Artikel aufgegriffen. Laut dem Artikel »Organmangel wird bleiben« haben einige Vertreter der Kirche Einwände gegen die Widerspruchsregelung (vgl. Baureithel 2018-09-28). Durch wen diese Bedenken geäußert wurden und in welcher Form, wird in dem Beitrag nicht geschildert. Der Artikel »Das deutsche Organversagen« greift die Haltung des evangelischen Prälaten Martin Dutzmann auf (vgl. Herrmann 2019-12-27). Er habe alle Bundestagsabgeordneten angeschrieben, weil er der Auffassung sei, dass immer ein Einverständnis der Bürger:innen notwendig sei, wenn persönliche Informationen weitergegeben werden: »Das darf bei meinem Herzen oder meiner Niere doch nicht andersherum sein«

(ebd.). Die Autorin des Artikels argumentiert hingegen, dass er sich in seiner Auffassung irre. »Es trifft schlicht nicht zu, dass die BürgerInnen stets gefragt würden, wenn ihre Daten verwendet werden. Sonst könnte die Polizei ihre Ermittlungsarbeit sofort einstellen. Beim Datenschutz werden individuelle Rechte und soziale Kosten pragmatisch gegeneinander abgewogen« (ebd.).

6.4.10 Vertrauensfrage

Fünf Beiträge thematisieren mangelndes *Vertrauen* der Bevölkerung in das System der Organspende oder sogar noch eine etwaige Verstärkung des mangelnden Vertrauens durch die Einführung der Widerspruchsregelung. Eine Aussage von Eugen Brysch (Vorstand Deutsch Stiftung Patientenschutz) wird im Artikel »Kampf um Lebenszeit« aufgegriffen (vgl. Dribbusch 2018-09-04). Dieser warnt vor einer möglichen Verstärkung der Vertrauenskrise (ausgelöst durch Transplantationsskandale), sollte die Widerspruchslösung die gültige Gesetzesgrundlage bilden (vgl. ebd.). Der Artikel »Organmangel wird bleiben« beschäftigt sich damit, dass sich der Anteil der Bürger:innen, die einen Organspender:innenausweis mit sich führen, von 22 Prozent im Jahr 2012 auf 36 Prozent im Jahr 2018 erhöht habe (vgl. Baureithel 2018-09-28). Die Autorin gibt zu bedenken, »dass die grundsätzliche Aufgeschlossenheit noch lange nicht bedeutet, dass die Menschen dem aktuellen Spendersystem vertrauen und schon gar nicht, dass sie bereit wären, sich auch entsprechend zu erklären« (ebd.). Der damalige Vorsitzende des Deutschen Ethikrates, Peter Dabrock, spricht sich ebenfalls gegen die Widerspruchsregelung aus: »Damit wird für mich der Körper nach dem Hirntod zu einem Objekt der Sozialpflichtigkeit« (Dribbusch 2019-04-02b). Er bezeichnet den Gesetzesentwurf als »unnötig und schädlich, da er das Vertrauen beschädig[t] und zu kaum mehr Effizienz bei der Organspende führ[t]« (ebd.). Im Interview mit Kirsten Kappert-Gonther (B'90/Grüne) argumentiert diese, dass auch das Gesetz zur Verbesserung der Strukturen in der Transplantationsmedizin nur effektiv sein könne, wenn ein grundlegendes Vertrauen der Bürger:innen in das Transplantationssystem vorhanden sei (vgl. Schemmel und Schirrmeister 2019-06-25). Dieses benötigte Vertrauen werde ihrer Meinung nach durch die Widerspruchslösung in Gefahr gebracht (vgl. ebd.). Die Angst vor falschen Diagnosen und Willkür in medizinischen Entscheidungen ist Gegenstand des Artikels »Sollen wir alle Organspender*innen sein?«. Dieses Risiko bestehe immer dann, »wenn transplantiert wird« (Lemme und Löhr 2020-01-14), so die Autoren. »Wie bei allen medizinischen Fragen muss man auch hier beste Vorsorge vor Missbrauch leisten – durch gute Ausstattung der Entnahmekrankenhäuser etwa« (ebd.).

Zusammenfassend lässt sich sagen, dass die Kategorisierung *Rettung von Menschenleben* die größte Gewichtung erfährt (in 61,90 % der untersuchten Beiträge). Dass die Widerspruchsregelung eine *Unverhältnismäßige Forderung* mit sich bringen würde, kommt ebenfalls stark zum Ausdruck (in 47,62 % der untersuchten Beiträge). Darüber hinaus wird auch die *Effektivität der Widerspruchsregelung* intensiv thematisiert (in 38,10 % der untersuchten Beiträge). Hier fällt das Interview mit Kirsten Kappert-Gonther (B'90/Grüne) aus der Reihe. Ihrer Meinung nach ist die Widerspruchslösung nicht effizienter als andere Organspendenregelungen. Die restlichen Beiträge argumentieren hingegen, dass die Widerspruchslösung, wenn sie der geltenden Rechtsgrundlage entspricht, mehr Organspender:innen generiert.

Zusammenfassende abschließende Darstellung:

Tab. 3: taz – Häufigkeiten der erfassten Kategorisierungen

Kategorie	taz	
	Absolute Anzahl (n)	Anteil (in %)
Hirntodkriterium hinreichend	1	4,76
Kritik am Hirntodkriterium	4	19,05
Unverhältnismäßige Forderung	10	47,62
Recht auf Beschäftigung mit der Thematik	5	23,81
Rettung von Menschenleben	13	61,90
Erleichterter Umgang – Angehörige	1	4,76
Erleichterter Umgang – Ärzt:innen	0	0
Gerechtigkeit der Reziprozität	0	0
Allgemeinwohl	5	23,81
Misstrauen durch Transplantationsskandale	1	4,76
Effektivität der Widerspruchsregelung	8	38,10
Haltung der Kirchen	2	9,52
Vertrauensfrage	5	23,81

N = 21 Beiträge, Absolute Anzahl (n) = Anzahl an Beiträgen, in denen die Kategorie vorkommt

6.5 Süddeutsche Zeitung

Die SZ veröffentlicht im Betrachtungszeitraum 32 Beiträge. Dazu zählt auch ein Interview mit einer Transplantationsbeauftragten. Somit stellen die der SZ entnommenen Artikel die zweitgrößte

Stichprobe (n = 32) dar. Von den untersuchten Beiträgen erscheinen 20 Artikel im Ressort »Politik«, acht im Ressort »Meinungsseite«, jeweils einer im Ressort »Die Seite Drei« und im Ressort »Wirtschaft« sowie zwei im Ressort »Themen des Tages«.

6.5.1 Hirntodkriterium

Zwei Artikel thematisieren das Gleichsetzen des Hirntodes mit dem Tod des Menschen. Das Gehirn sei das Organ, das uns Menschen zu einem Menschen mache, wenn seine Funktion ausfalle, dann sei der Mensch tot, sagt der Kinderkardiologe Nikolaus Haas (vgl. Rahmsdorf 2018-09-10). »Bevor die Maschinen bei einem hirntoten Patienten abgestellt werden, können Ärzte Organe wie Herz, Lunge, Niere und Leber entnehmen. Es ist der einzige Zustand, in dem das möglich ist« (ebd.). Im Artikel »Es gibt ein Organ für Sie« wird auf die Auseinandersetzung des Deutschen Ethikrates mit dem Hirntodkriterium eingegangen (vgl. Steiner 2018-09-24). Dieser habe sich 2015 eingehend mit dem Konzept des Hirntodkriteriums auseinandergesetzt und es mehrheitlich anerkannt (vgl. ebd.). Außerdem argumentiert der Artikel, dass es für Hirntote kein Zurück in das Leben gebe (vgl. ebd.). Währenddessen ein gespendetes Organ schwerstkranken, auf der Warteliste für eine Organspende stehenden Patient:innen eine Möglichkeit zurück ins Leben bieten könne (vgl. ebd.).

Die SZ äußert im Untersuchungszeitraum in den analysierten Berichten keine Kritik am *Hirntodkriterium* in Zusammenhang mit der Widerspruchsregelung.

6.5.2 Unverhältnismäßige Forderung

Diese Kategorie wird durch Unterkategorien definiert, welche kursiv dargestellt werden. Es können insgesamt 20 Artikel ausfindig gemacht werden, die die Widerspruchsregelung als *Unverhältnismäßige Forderung* bewerten. Im Artikel »Beifall für Spahns Vorschlag zur Organspende« bezeichnet Peter Dabrock (damaliger Vorsitzender des Deutschen Ethikrates) die Widerspruchslösung als »einen fundamentalen Paradigmenwechsel« (Ludwig 2018-09-04). Seiner Meinung nach mache die Widerspruchslösung den menschlichen Körper zu einem »Objekt staatlicher Sozialpflichtigkeit« (ebd.). Der Autor des

Artikels »Am Ende der Laufzeit« legt Jens Spahns (CDU) Gesetzesvorschlag als einen Zwang aus (vgl. Prantl 2018-09-04). Er empfindet das Anliegen des Gesetzesentwurfes – Deutschland habe zu wenig Organspender:innen – als richtig, aber die Methode sei falsch: »Man kann und darf Nächstenliebe nicht per Gesetz erzwingen« (ebd.). Bundestagsabgeordneter Otto Fricke (FDP) kritisiert den Gesetzesvorschlag ebenfalls (vgl. EPD 2018-10-26). Er sagt: »Das Menschenbild von Herrn Spahn ist: Der Staat regelt, und der Bürger kann dann widersprechen« (ebd.). Er bevorzugt eine andere Herangehensweise: »Alle Rechte kommen vom Bürger und werden dem Staat gegeben. Der Staat muss fragen, ob er eingreifen darf« (ebd.). Auch Christine Aschenberg-Dugnus (FDP) merkt an, dass die Widerspruchslösung den Grundsatz verkehre, dass nämlich prinzipiell jeder medizinische Eingriff eine Einwilligung benötige (vgl. Ludwig 2018-11-29). Die Autorin des Artikels »Persönliche Entscheidung« ist der Auffassung, dass die Widerspruchsregelung die Zahl der Organspenden nicht bedeutend erhöhen werde, anders als viele Kranke und Politiker:innen hoffen (vgl. Berndt 2019-05-07). Maßnahmen, wie verbesserte Strukturen in den Krankenhäusern, seien zielführender »und zwar ohne Persönlichkeitsrechte zu missachten« (ebd.). Weiterhin betont sie: »Wer das Vertrauen in die Organspende stärken will, darf Bürgern nicht das Gefühl geben, sie könnten am Ende über den Seziertisch gezogen werden« (ebd.). Im Beitrag »Reden, beraten, ermutigen« werden die Meinungen von Katja Kipping (Die Linke) und Annalena Baerbock (B'90/Grüne) dargestellt (vgl. Ludwig 2019-05-07). Katja Kipping »ha[t] verfassungsrechtliche Zweifel an der Widerspruchslösung« (ebd.). Annalena Baerbock bemängelt am Gesetzesvorschlag, dass die Bürger:innen nicht regelmäßig informiert würden (vgl. ebd.). Sie bezeichnet die Widerspruchsregelung als »unverhältnismäßigen Eingriff« (Ludwig 2019-06-27). Karin Maag (CDU) argumentiert, »dass die Organspende weder vom Staat erzwungen noch von der Gesellschaft erwartet werden [kann]« (Schwinn 2019-06-27). Im Artikel »Blanke Verzweiflung« bezeichnet die Autorin die Widerspruchslösung als einen unvernünftigen »Akt der Verzweiflung« (Berndt 2019-06-27). »Abgesehen von den verfassungsrechtlichen Bedenken: Eine solche Regelung würde das gerade zart wachsende Bewusstsein torpedieren, dass eine informierte Zustimmung von Patienten zu ärztlichen Maßnahmen unerlässlich ist, also ein ausdrückliches Ja nach ausführlicher Aufklärung« (ebd.). Der Autor des Artikels »Letzte Dinge« stellt dar, dass es bei Organspenden um Fundamentalfragen des Menschseins gehe, welchen die Widerspruchsregelung seiner Meinung nach nicht gerecht werde (vgl. Prantl 2019-10-05). »Ein solcher staatlicher Zwangsakt passt schon nicht zu dem Wort Spende. Eine Spende, die nicht dem freien Willen entspringt, ist keine Spende, sondern verordnete, also erzwungene Solidarität« (ebd.). Weiterhin argumentiert er, dass der Staat auch nicht daran denke, einen Teil des Vermögens Verstorbener zu konfiszieren, »um es dem Welternährungsprogramm der Vereinten Nationen zur Verfügung zu stellen – also einem guten Zweck, der Lebensrettung« (ebd.). Hier könne man nämlich auch sagen, dass die verstorbene Person früh genug widersprechen hätte können (vgl. ebd.). Er stellt klar: »Der Staat darf mir meinen Körper nicht wegnehmen, er darf es noch sehr viel weniger, als er Grundstücke enteignen darf. Er darf es nicht einmal zum allerbesten Zweck, auch nicht, um einen Mangel an Spenderorganen zu beheben und Leben zu retten« (ebd.).

Eingriff in das Recht auf Selbstbestimmung

Neun Beiträge können der Unterkategorie *Eingriff in das Recht auf Selbstbestimmung* zugeordnet werden. Auch hier werden Positionen von sechs verschiedenen Abgeordneten des Deutschen Bundestages aufgegriffen. Christian Lindner (FDP) sieht in der Widerspruchslösung eine »Deformation der Selbstbestimmung« (Ludwig 2018-09-04, Ludwig 2018-09-10). Christine Aschenberg-Dugnus (FDP) argumentiert, dass diese Regelung das Recht auf Selbstbestimmung der Bürger:innen despektiere und damit auch die freie Entscheidung, Organe zu spenden (vgl. Ludwig 2018-09-04). Im Artikel »Am Ende der Laufzeit« führt der Autor an, dass das Selbstbestimmungsrecht über den eigenen Körper eine Grundfrage des menschlichen Daseins sei, welche nicht durch den Staat für die Bürger:innen beantwortet werden dürfe (vgl. Prantl 2018-09-04). Auch Volker Kauder (CDU) sehe in diesem Gesetzesvorschlag einen Eingriff in das Recht auf Selbstbestimmung (vgl. Ludwig 2018-09-10). Die Autorinnen der Beiträge »Spenden, für das Leben« und »Blanke Verzweiflung« nehmen einen solchen Eingriff ebenfalls wahr (vgl. Schwinn 2019-01-02, vgl. Berndt 2019-06-27). Auch Annalena Baerbock (B'90/Grüne) zeigt sich im Artikel »Weniger Nein oder mehr Ja« kritisch: »Eine solche Widerspruchslösung greif[t] in die Selbstbestimmungsrechte ein – und das auch noch bei einem so sensiblen Thema« (Berndt 2019-06-26). Ulla Schmidt (SPD) und Hermann Gröhe (CDU) kritisieren die Widerspruchslösung (vgl. KLU 2019-08-16). Die frühere Gesundheitsministerin, Ulla Schmidt, warnt davor, das Selbstbestimmungsrecht zu schmälern, wenn es doch andere Maßnahmen gebe, um mehr Spender:innen zu akquirieren (vgl. ebd.). Wie diese Maßnahmen aussehen könnten, wird im Artikel nicht konkretisiert. Auch Eugen Brysch (Vorstand der deutschen Stiftung Patientenschutz) sieht das Selbstbestimmungsrecht durch den diskutierten Gesetzesentwurf gefährdet (vgl. DPA 2019-09-25). Am 17.01.2020 (dem Tag nach Ablehnung der Widerspruchslösung) erscheint der Artikel »Vertrauensfrage«. Die Autorin äußert die Vermutung, dass der staatliche Übergriff auf das Selbstbestimmungsrecht, den dieses Gesetz ihrer Meinung nach mit sich gebracht hätte, womöglich sogar die Organspendenbereitschaft reduziert hätte (vgl. Berndt 2020-01-17). Organe sollten nur dann entnommen werden, wenn man sich zu Lebzeiten dazu geäußert habe (vgl. ebd.). »Das Selbstbestimmungsrecht stand auf dem Spiel. Gut, dass es so weit nicht kommt« (ebd.).

Eingriff in die körperliche Integrität, Deutungshoheit über den eigenen Körper

Diese Kategorie wird in fünf der betrachteten Artikel aufgegriffen. Im Artikel »Am Ende der Laufzeit« kritisiert der Autor, dass man Menschen, »die ihre körperliche Integrität im Sterben und im Tod gewahrt wissen wollen« (Prantl 2018-09-04) nicht per Gesetz unter Druck setzen dürfe (vgl. ebd.). Der Beitrag »Autonomie, auch im Sterben«, der vom selben Autor verfasst wurde, bezieht sich ebenfalls auf diese Problematik: »Die Unantastbarkeit der Menschenwürde gilt im Leben und im Sterben. Daraus ergibt sich ein Anspruch darauf, im Sterben in Ruhe gelassen und nicht als Ressource für verwertbare Organe weiterbeatmet zu werden« (Prantl 2019-01-02). Dass viele Menschen in Deutschland auf ein lebensrettendes Spender:innenorgan angewiesen sind, dürfe keine Rechtfertigung dafür sein, »die Integrität und die Autonomie des Spenders beiseitezuschieben – und ihn zum Zwangsspender zu machen« (ebd.). Annalena Baerbock (B'90/Grüne) bezieht sich auf das Grundgesetz der Bundesrepublik Deutschland, in dem aus gutem Grund das Recht auf körperliche Unversehrtheit verankert sei (vgl. Schwinn 2019-06-27). Auch der

Artikel »Letzte Dinge« setzt sich mit dem Eingriff in die körperliche Unversehrtheit durch Organentnahmen auseinander, »die auch dem sterbenden und dem toten Menschen zusteht« (Prantl 2019-10-05). Daher tangiere die Widerspruchslösung »Menschenwürde und Totenruhe, wenn der Gesetzentwurf des Gesundheitsministers Jens Spahn mit der sogenannten Widerspruchslösung jeden Menschen zum potenziellen Organspender macht – einen jeden, der einer Organentnahme nicht rechtzeitig widersprochen hat« (ebd.). Im Artikel »Vertrauensfrage«, der am 17.01.2020 erscheint, äußert die Autorin, dass der Körper eines hirntoten Menschen, »immer noch der Körper eines Menschen [ist]« (Berndt 2020-01-17) und Ärzt:innen nichts an diesem vornehmen dürfen, was er oder sie nicht gewollt hätte (vgl. ebd.).

Schweigen ungleich Zustimmung

Sechs Beiträge können der Unterkategorie *Schweigen bedeutet nicht Zustimmung* zugeordnet werden. Der Autor des Artikels »Autonomie, auch im Sterben« betont, dass die Widerspruchsregelung von der Trägheit der Bürger:innen lebe, denn Schweigen würde Zustimmung bedeuten, was allen Rechtsgrundlagen widerspreche (vgl. Prantl 2019-01-02). Auch Eugen Brysch (Vorstand Deutsch Stiftung Patientenschutz) kritisiert die Widerspruchslösung dahingehend, dass Schweigen nicht Zustimmung bedeute (Ludwig 2019-04-20a). Christine Aschenberg-Dugnus (FDP) teilt dieses Bedenken: »Schweigen als Willenserklärung umzudeuten, das kennt das deutsche Recht nicht« (Berndt 2019-06-26). Kirsten Kappert-Gonther (B'90/Grüne) kritisiert, dass die Widerspruchslösung auf die Passivität und Uninformiertheit der Bürger:innen setze (vgl. Ludwig 2019-06-27). Im Artikel »Letzte Dinge« wird betont, dass Organspenden nur mit ausdrücklicher Einwilligung durchgeführt werden dürfen (vgl. Prantl 2019-10-05). Darüber hinaus wird thematisiert, dass Schweigen nicht gleichbedeutend mit Zustimmung sei und man Schweigen auch nicht als Zustimmung interpretieren könne, dies missachte die Pietät vor dem Ableben (vgl. ebd.). Der Beitrag »Was zu entscheiden ist«, welcher einen Tag vor Ablehnung der Widerspruchslösung veröffentlicht wurde, greift noch einmal die Äußerung von Annalena Baerbock (B'90/Grüne) auf, die ihren Kolleg:innen mitteilt, dass man

Schweigen nicht als Zustimmung auslegen könne (vgl. Berndt und Rossbach 2020-01-15).

Recht auf Nichtbeschäftigung mit der Thematik

Fünf Beiträge können der Unterkategorie *Recht auf Nichtbeschäftigung mit der Thematik* zugeordnet werden. Diese Unterkategorie wird maßgeblich durch einen Autor geprägt. Karin Maag (CDU) argumentiert, dass der Staat seine Bürger:innen nicht zu einer Entscheidung bzgl. einer Organspende verpflichten dürfe (vgl. Ludwig 2018-09-04). Einem jeden Menschen obliegt die Entscheidungsfreiheit, die vom Grundgesetz geschützt werde, sich nicht mit dem eigenen Tod zu beschäftigen (vgl. Prantl 2018-09-04). Diese Argumentationslinie wird ebenfalls im Beitrag »Autonomie, auch im Sterben« aufgegriffen: »Es gehört auch zur Entscheidungsfreiheit des Menschen, sich nicht entscheiden zu wollen. Der Staat darf ihm deswegen nicht seine Organe wegnehmen« (Prantl 2019-01-02). Im Artikel »Letzte Dinge« führt der Autor an, dass Befürworter:innen der Widerspruchslösung argumentieren, dass ein Widerspruch nur ein kleiner Aufwand sei, daher sei dies allen Bürger:innen zuzumuten (vgl. Prantl 2019-10-05). Doch es stelle das Gegenteil zur geltenden Rechtsgrundlage dar, »wenn man gezwungen würde, das Normale, das Selbstverständliche, also die Achtung von Integrität, Unantastbarkeit und Selbstbestimmung durch eine Erklärung erst sicherstellen zu müssen« (ebd.). Darüber hinaus bezeichnet der Autor die vorgeschlagene Regelung als einen »Gewaltakt« (ebd.). Bürger:innen würden durch die Widerspruchslösung unter den Druck geraten »sich Vorstellungen von Explantationen und Amputationen an seinem beatmeten sterbenden Leib auszusetzen« (ebd.). Für psychisch stabile Menschen sei das wahrscheinlich aushaltbar, aber für Menschen, die sich in einer Notlage befinden, vermutlich nicht (vgl. ebd.). Im Beitrag »Über Sterben und Leben«, der am 17.01.2020 veröffentlicht wurde (einen Tag nach Ablehnung der Widerspruchslösung), wird Otto Fricke (FDP) zitiert: »Was ist, wenn ich mich noch nicht entscheiden kann (…) mein Verstand sagt Ja, mein Gefühl sagt Nein, meine Angst sagt: auf keinen Fall. Dann muss es möglich sein zu schweigen, ohne dass der Staat in meine Rechte eingreifen kann« (Rossbach 2020-01-17).

6.5.3 Recht auf Beschäftigung mit der Thematik

Zwölf der analysierten Beiträge können der Kategorie *Recht auf Beschäftigung mit der Thematik* zugeordnet werden. Angela Merkel (CDU) befürwortet Jens Spahns (CDU) Gesetzesvorschlag (vgl. KNA 2018-09-07). Im Artikel »Merkel unterstützt Spahn« wird sie wie folgt zitiert: »Ich persönlich habe große Sympathie für die Widerspruchslösung, also die doppelte Widerspruchslösung, weil ich dann doch aktiv einmal im Leben darüber nachdenken muss, ob ich das möchte oder nicht« (ebd.). Der Autor des Artikels »Leben und Tod« merkt an, dass die Widerspruchsregelung eine Pflicht darstelle, eine Entscheidung zu treffen (vgl. Piper 2018-09-14). Im Beitrag »Spahn verteidigt Widerspruchslösung« wird die Haltung des damals amtierenden Gesundheitsministers aufgegriffen (vgl. Ludwig 2018-11-29). Er bezeichnet seinen Gesetzesvorschlag als »Einladung zur Entscheidung« (ebd.), damit die Bürger:innen aktiv über eine Organspende nachdenken, was seiner Meinung nach keinen Zwang darstelle (vgl. ebd.). Den Bürger:innen werde andernfalls der Anspruch verwehrt, sich keine Gedanken machen zu müssen (vgl. ebd.). In einem Interview mit Sabine Moos (Transplantationsbeauftrage am Universitätsklinikum Gießen) äußert sich diese dahingehend, dass man von jedem Menschen erwarten könne, sich Gedanken zu machen und eine Entscheidung zu fällen (vgl. Schwinn 2018-12-28). Die Willensfreiheit bleibe auch mit der Widerspruchslösung als gültige Rechtsgrundlage erhalten, so argumentiert die Autorin des Artikels »Spenden, für das Leben« (vgl. Schwinn 2019-01-02). »Wer eine Entnahme von Organen aus religiösen Gründen ablehnt, wer Bedenken hat oder unversehrt begraben werden will, muss nicht spenden. Nein heißt nein« (ebd.). Allerdings könne man von jedem/jeder informierten Bürger:in, der/die in der Lage sei, sich eine Meinung zu bilden, eine Entscheidung abverlangen. »Schließlich geht es ums Überleben; und nichts ist wichtiger« (ebd.). Eine andere Autorin führt an, dass die gesamte Bundestagsdebatte an sich zu befürworten sei, weil sich die Menschen mit ihrem eigenen Tod auseinandersetzen können (vgl. Ludwig 2019-04-02a). Durch die Widerspruchslösung solle es Bürger:innen ermöglicht werden, bewusst über das Thema Organspende nachzudenken (vgl. Ludwig 2019-04-20b). Im Artikel »Abgeordnete ringen um Organspende-Gesetz« wird ein weiteres Mal die Meinung von Jens Spahn (CDU) dargestellt (vgl. Schwinn 2019-06-27). Er stellt das Leid der Wartentenden der Bürde, eine Entscheidung treffen zu müssen, gegenüber (vgl. ebd.). Dieser Vergleich lässt ihn zu dem Schluss kommen, dass die Freiheit des kranken Menschen, der z. B. mehrmals die Woche auf eine Dialyse angewiesen sei, mehr eingeschränkt sei als die Freiheit potenzieller Organspender:innen durch gesetzliches Abverlangen einer Entscheidung (vgl. ebd.). Auch die Position von Karl Lauterbach (SPD), der die Pflicht zur Auseinandersetzung mit der Thematik hervorhebt, wird in diesem Beitrag aufgegriffen (vgl. ebd.). Sabine Dittmar (SPD) folgt der gleichen Argumentationslinie wie der damals amtierende Gesundheitsminister: »Für mich hat das Grundrecht auf Leben einen höheren Stellenwert als das Recht auf Nichtbefassung mit einer Thematik« (Ludwig 2019-06-27). Die Bundesärztekammer befürwortet die Widerspruchslösung gleichermaßen (vgl. DPA 2019-09-25). Klaus Reinhardt (Präsident der Bundesärztekammer) argumentiert, dass die Widerspruchslösung keine Organzwangsabgabe darstelle, die Menschen aber durchaus verpflichte, eine Entscheidung zu treffen (vgl. ebd.). Im Beitrag »Was zu entscheiden ist« wird nochmals die Betrachtungsweise von Jens Spahn (CDU) wiedergegeben: »Ich finde, wir sind es den Kranken schuldig, dass sich jeder persönlich und verbindlich mit dem Thema Organspende auseinandersetzt« (Berndt und Rossbach 2020-01-15). Der Beitrag »Über Sterben und Leben«, der am 17.01.2020 veröffentlicht wurde, thematisiert die Bundestagsdebatte vom 16.01.2020 (vgl. Rossbach 2020-01-17). Er greift die Meinungen von Matthias Bartke (SPD) und Karl Lauterbach (SPD) auf (vgl. ebd.). Matthias Bartke argumentiert, dass viele Menschenleben zu Ende gehen, weil andere Menschen es nicht für nötig erachten, sich zu entscheiden – dies dürfe der Gesetzgeber nicht zulassen (vgl. ebd.). Karl Lauterbach führt ein neues Argument an: »Es ist unethisch, ein Organ nehmen zu wollen, aber nicht bereit zu sein, zumindest Nein zu sagen, wenn man nicht bereit ist zu spenden« (ebd.).

6.5.4 Rettung von Menschenleben

Dass es um die *Rettung von Menschenleben* geht, ist Bestandteil von achtzehn untersuchten Berichten. In Deutschland standen im Jahr 2018 etwa 10.000 Menschen auf der Warteliste für ein Spender:innenorgan (vgl. DSO 2019). Auf diese Zahl beziehen sich fünf Artikel (vgl. Rahmsdorf 2018-09-10, vgl. Steiner 2018-09-24, vgl. KNA 2018-10-17, vgl. DPA 2019-09-25, vgl. Berndt 2020-01-17).

Im Jahr 2019 warten mehr als 9.000 Menschen auf eine Organspende (vgl. DSO 2020). Weitere vier Artikel berufen sich auf diese Zahl (Ludwig 2019-04-02a, Ludwig 2019-04-02b, Ludwig 2019-06-27, SZ 2020-01-11). »Alle acht Stunden müsse ein Patient an entsprechendem Versagen eines Organs sterben« (KNA 2018-10-17). Jens Spahn (CDU) weist darauf hin, dass die Zahl der Spender:innen sinke und eine Organspende Leben retten könne: »Jedes Jahr sterben in Deutschland tausend Menschen, die vergeblich auf ein gespendetes Organ warten« (Prantl 2018-09-04). Diese Zahl wird auch im Artikel »Blanke Verzweiflung« genannt (vgl. Berndt 2019-06-27). Auch auf die Haltung von Angela Merkel (CDU) wird Bezug genommen, die sagt, dass die Zahl der Organspender:innen viel zu gering sei (vgl. KNA 2018-09-07). Die Zahl der Spender:innen gehe seit Jahren zurück: »2017 gab es 797 Organspender in Deutschland. 2010 waren es 1296 gewesen« (Rahmsdorf 2018-09-10). Deutschland habe im Jahr 2017 einen Tiefpunkt erreicht (vgl. Ludwig 2018-09-10). »[Die geringe Zahl der Organspenden] sorgt auch dafür, dass viele Menschen vergeblich auf der Liste stehen« (ebd.). Im Jahr 2018 spendeten 955 Menschen ihre Organe (vgl. Ludwig 2019-04-02a), während 900 Patient:innen starben (vgl. Berndt und Rossbach 2020-01-15). Die Widerspruchsregelung ist von nicht zu unterschätzender Relevanz für die wartenden Bürger:innen: »Ihr Leben hängt von diesen Spenden ab – durch Organtransplantation kann man ihnen unsagbar Gutes tun« (Steiner 2018-09-24). Durch die Einführung der Widerspruchslösung werde Menschen, die auf der Warteliste für ein Organ stehen, mehr Hoffnung auf eine Zukunft ermöglicht (vgl. ebd.). Im Expertinnen-Interview mit Sabine Moos (Transplantationsbeauftragte am Universitätsklinikum Gießen) argumentiert diese, dass kein Mensch auf der Warteliste sterben solle (vgl. Schwinn 2018-12-28). Von diesem Schicksal berichtet sie aus persönlicher Erfahrung, denn sie habe erlebt, wie eine Patientin mit 30 Jahren gestorben sei (vgl. ebd.). »Mit einer neuen Lunge hätte sie vielleicht eine Chance gehabt« (ebd.). Die Autorin des Artikels »Spenden, für das Leben« betont, dass es bei Organspenden um nichts anderes als Überleben gehe und nichts sei den Menschen wichtiger (vgl. Schwinn 2019-01-02). Im Beitrag »Familiensache« wird erläutert, dass Menschen, die vergeblich auf ein Spender:innenorgan warten, nicht deshalb sterben sollen, weil jemand vergessen habe einen Organspendeausweis auszufüllen oder nicht genügend informiert gewesen sei (vgl. Ludwig 2019-04-20b). »Die Widerspruchslösung (…) sollte deshalb dafür sorgen, dass die

Bürger bewusster über eine Organspende nachdenken« (ebd.). Am 17.01.2020 wurden zwei Artikel (»Über Sterben und Leben« und »Vertrauensfrage«) in der SZ veröffentlicht, welche die Bundestagsdebatte vom 16.01.2020 (Ablehnung der Widerspruchslösung – Verabschiedung der Zustimmungslösung) thematisieren. Im Artikel »Über Sterben und Leben« werden Reden verschiedener Bundestagsabgeordneter aufgegriffen (vgl. Rossbach 2020-01-17). So berichtet Gitta Connemann (CDU), eine Befürworterin der Widerspruchslösung, von einem ihrer Mitarbeiter, der drei Monate auf ein lebensrettendes Spender:innenorgan gewartet habe, keines erhielt und letztlich starb (vgl. ebd.). Matthias Bartke (SPD), ebenfalls Befürworter der Widerspruchslösung, teilt die Geschichte eines neunjährigen Mädchens, das auf ein Spender:innenherz warte und welches ihm sagte, dass man seine Organe nach dem Tod doch gar nicht mehr brauche (vgl. ebd.). Diese Meinung teilt Matthias Bartke (SPD) (vgl. ebd.). Außerdem wird auf Jens Spahn (CDU) eingegangen (vgl. ebd.). Er argumentiert, dass im Fall der Fälle jede/r gern potenzielle/r Organempfänger:in wäre, somit stelle sich auch die Frage, ob nicht jede/jeder potenzielle/r Organspender:in sein solle, außer man lehne dies unmissverständlich ab (vgl. ebd.). Jens Spahn (CDU) wirft die Frage auf, ob das tatsächlich eine Zumutung darstelle (vgl. ebd.). Seine Frage beantwortet er folgendermaßen: »Ja, aber eine, die Menschenleben rettet« (ebd.). Die Autorin beschreibt die Bundestagsdebatte wie folgt: »Es sind die Toten, die Sterbenden und die Kranken, die an diesem Donnerstag mit dabeizusitzen scheinen, unter der Reichstagskuppel, wo die Abgeordneten ohne Fraktionszwang darüber entscheiden, wie die Organspende künftig geregelt sein soll« (ebd.). Darüber hinaus berichtet sie von einem Mann, der während der Debatte zuschaute und die getroffene Entscheidung als Niederlage bewertete (vgl. ebd.). Er selbst lebe mit einem transplantierten Organ, einer transplantierten Lunge, und argumentiert: »Das Recht auf Leben sollte deutlich mehr zählen als das Recht darauf, unversehrt begraben zu werden« (ebd.). Im Beitrag »Vertrauensfrage« bezieht sich eine andere Autorin auf die Menschen, die auf der Warteliste für ein Spender:innenorgan stehen und stellt fest, dass die getroffene Entscheidung wenig Hoffnung für sie bedeute (vgl. Berndt 2020-01-17).

6.5.5 Erleichterter Umgang für Angehörige

Zu dieser Kategorie kann ein Beitrag ausfindig gemacht werden. Sabine Moos (Transplantationsbeauftragte am Universitätsklinikum Gießen) erläutert in einem Interview, dass die Widerspruchsregelung zu einer potenziellen Entlastung für Angehörige führen könne (vgl. Schwinn 2018-12-28). Wenn sich nämlich jeder Mensch zu Lebzeiten entscheiden würde, müssten sich die nächsten Angehörigen keine Gedanken mehr machen, was er oder sie gewollt hätte (vgl. ebd.).

6.5.6 Gerechtigkeit der Reziprozität

Zwei der untersuchten Berichte führen *Reziprozität* – Lösung beruhend auf Gegenseitigkeit – als Betrachtungskriterium an. Im Beitrag »Am Ende der Laufzeit« greift der Autor dieses Reziprozitätsprinzip auf: »Wer erwartet, dass er als Kranker ein Spenderorgan bekommt, der sollte als Gesunder selbst bereit sein, zu spenden« (Prantl 2018-09-04). Auch Sabine Moos (Transplantationsbeauftragte am Universitätsklinikum Gießen) erläutert, dass die meisten Bürger:innen erwarten würden, ein Organ zu bekommen, wenn sie eines benötigen, weshalb sie findet, dass sich jeder/jede Gedanken bzgl. einer Organspende machen könne (vgl. Schwinn 2018-12-28).

6.5.7 Allgemeinwohl

Einer der untersuchten Berichte führt selbstlose, der *Allgemeinheit* dienende Motive der Widerspruchslösung an. Die Bundesärztekammer befürwortet die Widerspruchsregelung (vgl. DPA 2019-09-25). Ihre Position wird im Artikel »Solidarität per Gesetz« aufgegriffen: »Es sei an der Zeit, den Aspekt der Organspende als solidarische und auf Gegenseitigkeit beruhende Gemeinschaftsaufgabe durch die doppelte Widerspruchslösung gesetzlich eindeutig abzubilden« (ebd.).

6.5.8 Misstrauen durch Transplantationsskandale

Es können zwei Beiträge ausgemacht werden, die sich geweckten *Misstrauen durch Transplantationsskandale* widmen. Das deutsche

Transplantationssystem habe, laut Peter Dabrock (damaliger Vorsitzender des Deutschen Ethikrates), ein »Glaubwürdigkeitsproblem« (Prantl 2018-09-04). Dies führt er auf den Skandal im Jahr 2012 zurück: »Der Organspendeskandal von 2012 ist noch in schlechtester Erinnerung« (ebd.). Dem Artikel »Eine Frage des Gewissens« zufolge habe lediglich ein Drittel der Deutschen einen Organspendeausweis ausgefüllt (vgl. Ludwig 2019-04-02a). Als Ursache dafür wird das durch die Skandale der letzten Jahre erschütterte Vertrauen angegeben: »Ärzte hatten Wartelisten so manipuliert, dass die eigenen Patienten bei der Transplantation bevorzugt wurden« (ebd.). Welche Skandale gemeint sind, konkretisiert die Autorin nicht.

6.5.9 Effektivität der Widerspruchsregelung

Acht Beiträge können der Kategorie *Effektivität der Widerspruchsregelung* zugeordnet werden. Im Jahr 2017 spendeten in Deutschland 797 Menschen ihre Organe, somit weist Deutschland im europäischen Vergleich das zweitschlechteste Ergebnis vor: »Die geringe Zahl der Organentnahmen macht deutsche Patienten, die auf eine Operation warten, nicht nur abhängig von Importen aus den Nachbarländern. Sie sorgt auch dafür, dass viele Menschen vergeblich auf der Liste stehen« (Ludwig 2018-09-10). Auf die Sichtweise des Verhaltensökonomen Richard Thaler (Universität Chicago) wird im Beitrag »Leben und Tod« eingegangen (vgl. Piper 2018-09-14). Er argumentiert, dass die Widerspruchslösung in Ländern, in denen sie die gültige Gesetzesgrundlage darstellt, sehr erfolgreich sei, denn in diesen Staaten lehne kaum jemand die Organspende ab (vgl. ebd.). Auch im Artikel »Es gibt ein Organ für Sie« kommen die mit der Einführung einer Widerspruchsregelung einhergegangenen positiven Erfahrungen zum Ausdruck: »Erfahrungen in anderen Ländern bestätigen: Gilt die Widerspruchslösung, gibt es mehr Organspender. In weiten Teilen Europas ist sie längst Gesetz« (Steiner 2018-09-24). Auch Vytenis Andriukaitas (ehemaliger EU-Gesundheitskommissar) befürwortet die Widerspruchslösung: »Dies sollte dazu führen, dass Deutschland dem Trend der meisten EU-Länder folgt« (EPD 2018-10-29). Er bezeichnet die dortigen Erfolge seit Einführung der Widerspruchslösung als bemerkenswert und verweist auf »700 bis 800 zusätzliche[ ]Transplantationen im Jahr« (ebd.). Die Autorin des Artikels »Blanke Verzweiflung« kritisiert die Folgen der Einführung einer

Widerspruchslösung in anderen Staaten: »Auch wenn Befürworter wie Bundesgesundheitsminister Jens Spahn (CDU) und SPD-Gesundheitsexperte Karl Lauterbach gern auf die angeblichen Erfolge im Ausland verweisen, ist ihr kurierender Effekt keineswegs belegt« (Berndt 2019-06-27). Als Beispiel führt die Autorin Schweden an, welches die Widerspruchslösung als nationale Rechtsgrundlage in der Organspende im Jahr 1996 eingeführt und dadurch kaum Verbesserung erzielt habe (vgl. ebd.). Konkrete Zahlenbeispiele werden nicht genannt. Weiterhin weist sie darauf hin, dass es in Spanien erst im Jahr 1989, als Veränderungen im Transplantationssystem durchgeführt wurden, zu einer Zunahme der Organspendenzahl kam (vgl. ebd.). »[D]ie Widerspruchslösung gab es da bereits zehn Jahre, ohne dass sie etwas bewirkt hätte« (ebd.). Auch im Beitrag »Was zu entscheiden ist« wird diese Argumentationslinie aufgegriffen (vgl. Berndt und Rossbach 2020-01-15). Allerdings wird zunächst auf den damals amtierenden Gesundheitsminister Jens Spahn (CDU) eingegangen, der erläutert, dass andere europäische Länder gute Erfahrungen mit der Widerspruchsregelung gemacht haben: »Dort habe sich die gesellschaftliche Haltung ›grundlegend verändert‹, es habe sich eine ›Kultur der Organspende‹ entwickelt. Die Entscheidungslösung dagegen sei eine ›Medizin, die schon bisher nicht wirkte‹. Mehr Ansprache, Aufklärung und Information alleine reichten nicht« (ebd.). Spanien gilt in Hinblick auf Organspenden als europäischer Vorreiter (vgl. ebd.). Hier kommen auf eine Million Einwohner:innen 35 Spender:innen (vgl. ebd.). Seit 1979 gilt dort die Widerspruchslösung als gültige Rechtsgrundlage, die Organspendenzahlen stiegen jedoch erst im Jahr 1989, als strukturelle Veränderungen in den Kliniken vorgenommen wurden (vgl. ebd.). Auch diese Autorinnen führen Schweden als Kontrabeispiel an (vgl. ebd.). Sie argumentieren, dass nach Einführung der Regelung im Jahr 1996 »die Spenderquote erst einmal sank und auch heute mit knapp 18 Spendern pro einer Million Einwohnern im europäischen Vergleich eher gering ist« (ebd.). Anschließend wird in diesem Artikel die Position von Annalena Baerbock (B'90/Grüne) dargestellt (vgl. ebd.). Ihrer Meinung nach sei die Einführung der Widerspruchslösung kein Patentrezept, um mehr Spender:innen zu generieren, »sondern eine reibungslose Organisation in den Kliniken« (ebd.). Auch Bruno Meiser (deutscher Herzchirurg – Aufsichtsrat von Eurotransplant) argumentiert, dass die Widerspruchsregelung kein Wundermittel darstellen werde (vgl. ebd.). Aber für die Bürger:innen wäre sie ein wichtiges Zeichen und mache die Organspende zum Normalfall (vgl. ebd.). Laut Meiser haben alle anderen sieben Eurotransplant-Länder die Widerspruchslösung als nationale Rechtsgrundlage implementiert. »Deutschland ist mit seinen niedrigen Organspendezahlen von aktuell 11,2 Spendern je eine Million Einwohner Schlusslicht im Verbund. So bekamen deutsche Patienten im Jahr 2019 sieben Bauchspeicheldrüsen, 92 Nieren, 20 Herzen, 32 Lungen und 52 Lebern aus dem Ausland; Deutschland aber kann so gut wie nie mit einem Organ aushelfen« (ebd.). Am 17.01.2020 erscheint der Artikel »Über Sterben und Leben«, in dem die Bundestagsdebatte vom 16.01.2020 thematisiert wird (vgl. Rossbach 2020-01-17). Im Plenum wird erläutert, dass 22 Länder Europas die Widerspruchslösung als Gesetz in der Transplantationsmedizin verabschiedet haben, dass Deutschland das Schlusslicht darstelle und die Frage wird in den Raum geworfen, ob die Widerspruchsregelung zu mehr Spenden führe oder die besseren Strukturen in den Krankenhäusern (vgl. ebd.). Im Beitrag »Vertrauensfrage« betont die Autorin, dass die Widerspruchslösung wahrscheinlich nichts an den niedrigen Spendenzahlen in Deutschland geändert hätte: »Denn der unermüdliche Verweis der Befürworter auf die vielen Organspenden in Ländern mit diesem System führt in die Irre: Der Zusammenhang zwischen Widerspruchslösung und Spenderzahlen ist keineswegs kausal« (Berndt 2020-01-17). Nicht die Einführung der Widerspruchslösung als gütige nationale Rechtgrundlage habe zu einer Erhöhung der Spender:innenzahl geführt, sondern die besseren Strukturen in den Kliniken (vgl. ebd.). Wie genau diese Veränderungen aussehen, wird nicht thematisiert.

6.5.10 Haltung der Kirchen

Diese Kategorie wird in fünf der betrachteten Artikel aufgegriffen. Die katholische Deutsche Bischofskonferenz spricht sich gegen die Widerspruchslösung aus und »äußerte ethische Bedenken« (Ludwig 2018-09-04), denn die gültige Entscheidungslösung biete die Option, dass sich Bürger:innen »frei und informiert entscheiden können, und respektiere das Selbstbestimmungsrecht« (ebd.). Die evangelische und die katholische Kirche begrüßen den Gesetzesentwurf »Gesetz zur Stärkung der Entscheidungsbereitschaft bei der Organspende« (Baerbock et al. 2019), der eine Zustimmungslösung vorsieht und von einer Abgeordnetengruppe um Annalena Baerbock

(B'90/Grüne) erarbeitet worden ist (vgl. Berndt 2019-06-26). »Die Organspende müsse freiwillig bleiben. Zudem müsse offen darüber geredet werden, dass die Spende den Sterbeprozess verändere, was bei vielen Menschen Angst und Unsicherheit auslöse« (ebd.). Der Beitrag »Solidarität per Gesetz« greift diese Position ebenfalls auf: »Die großen Kirchen melden ›erhebliche rechtliche und ethische Bedenken‹ gegen eine Widerspruchslösung an und unterstützen einen anderen Vorschlag einer Gruppe um Grünen-Chefin Annalena Baerbock« (DPA 2019-09-25). Die Zustimmungslösung sei bedachtsamer und dementsprechend geeignet, »das Vertrauen in die Organspende zu erhöhen und Menschen zu befähigen, eine informierte Entscheidung zu treffen« (ebd.). Weiterhin argumentieren die beiden großen Kirchen, dass der Staat durch die Widerspruchslösung immens in das menschliche Dasein und die Würde der Menschen eingreifen würde (vgl. SZ 2020-01-11). Am 17.01.2020 wurde der Artikel »Organspende nur nach Zustimmung« veröffentlicht. In diesem wird thematisiert, dass sowohl die evangelische als auch die katholische Landeskirche der getroffenen Entscheidung, d. h. der Ablehnung der Widerspruchslösung und der Annahme der Entscheidungslösung, zustimmen (vgl. Fried 2020-01-17). Die Entscheidungslösung stehe »für den Erhalt und Schutz grundlegender medizinethischer und grundrechtlicher Prinzipien« (ebd.). Der Chef des diakonischen Trägers Bethel (Teil der evangelischen Kirche), Ulrich Pohl, zeigt sich hingegen ernüchtert (vgl. ebd.). Er ist der Auffassung, dass durch die Ablehnung der Widerspruchsregelung eine gute Möglichkeit vergeben worden sei, um »schwer kranken Menschen besser zu helfen als bisher« (ebd.).

6.5.11 Vertrauensfrage

Vier Beiträge thematisieren mangelndes *Vertrauen* der Bevölkerung in das Transplantationssystem oder unter Umständen noch eine etwaige Verstärkung des mangelnden Vertrauens durch die Einführung der Widerspruchsregelung. Im Beitrag »Am Ende der Laufzeit« erläutert der Autor, dass die Transplantationsmedizin auf einem Geschäftsmodell aufbaue, dass in Konkurrenz von Ärzten und Kliniken organisiert sei – die Zahl erfolgreicher Operationen entscheide über das Überleben, das Renommee und den Gewinn (vgl. Prantl 2018-09-04). »Solange das so ist, ist es leider nicht auszuschließen, dass über

Organentnahme und Organtransplantation nicht allein nach edlen humanitären Gesichtspunkten gerechtet wird. Ängste, die daraus resultieren, kann man nicht einfach als blödsinnig abtun« (ebd.). Er kritisiert darüber hinaus, dass man Vertrauen nicht durch ein neues Gesetz aufbauen könne (vgl. ebd.). Wenn die Widerspruchsregelung per Zwang durchgesetzt werde, werde dadurch das Misstrauen verstärkt (vgl. ebd.). Die Autorin des Artikels »Spenden, für das Leben« merkt an, dass ein neues Gesetz in der Organspende die Bürger:innen nicht weiter verunsichern dürfe, denn das Thema sei in der Bevölkerung bereits mit Skepsis und Ängsten versehen (vgl. Schwinn 2019-01-02). Was genau das Misstrauen und die Ängste schürt und wie genau diese aussehen, wird nicht thematisiert. Im Artikel »Blanke Verzweiflung« wird davor gewarnt, dass die Widerspruchslösung Vertrauen zerstören könne (vgl. Berndt 2019-06-27). Anschließend führt die Autorin Brasilien und Frankreich als Referenzbespiele für zerstörtes Vertrauen durch die dortige Einführung der Widerspruchslösung an (vgl. ebd.). Was genau das Vertrauen dortzulande zerstörte, wird nicht thematisiert. Die Autorin bringt zum Ausdruck, dass die Grundlage für ein funktionstüchtiges Transplantationssystem Vertrauen und nicht Überrumpelung sei (vgl. ebd.). Auf eine Äußerung von Eugen Brysch (Vorstand Deutsche Stiftung Patientenschutz) wird im Artikel »Solidarität per Gesetz« eingegangen (vgl. DPA 2019-09-25). Dieser warnt davor, dass sich Menschen, wenn die Widerspruchsregelung die Gesetzesgrundlage darstelle, womöglich »zur Organspende gedrängt fühlen, was die Vertrauenskrise verschärfe« (ebd.).

Zusammenfassend lässt sich sagen, dass die Kategorie der *Unverhältnismäßigen Forderung* die größte Position einnimmt (in 62,50 % der untersuchten Beiträge). Auch die Tatsache, dass es um die *Rettung von Menschenleben* geht, erfährt eine starke Gewichtung (in 56,25 % der untersuchten Beiträge). Von großer Relevanz scheint außerdem, dass Bürger:innen ein *Recht* bzw. die *Pflicht zur Beschäftigung mit der Thematik* haben (in 37,50 % der untersuchten Beiträge). Mit dem Fortschreiten der Debatte um eine neue Gesetzgebung in der Organspende kam in den Beiträgen der SZ eine zunehmend kritische Haltung gegenüber der Widerspruchsregelung zum Ausdruck.

Zusammenfassende abschließende Darstellung:

Tab. 4: SZ – Häufigkeiten der erfassten Kategorisierungen

Kategorie	SZ	
	Absolute Anzahl (n)	Anteil (in %)
Hirntodkriterium hinreichend	2	6,25
Kritik am Hirntodkriterium	0	0
Unverhältnismäßige Forderung	20	62,50
Recht auf Beschäftigung mit der Thematik	12	37,50
Rettung von Menschenleben	18	56,25
Erleichterter Umgang – Angehörige	1	3,13
Erleichterter Umgang – Ärzt:innen	0	0
Gerechtigkeit der Reziprozität	2	6,25
Allgemeinwohl	1	3,13
Misstrauen durch Transplantationsskandale	2	6,25
Effektivität der Widerspruchs-regelung	8	25,00
Haltung der Kirchen	5	15,63
Vertrauensfrage	4	12,5

N = 32 Beiträge, Absolute Anzahl (n) = Anzahl an Beiträgen, in denen die Kategorie vorkommt

6.6 Frankfurter Allgemeine Zeitung

Die FAZ veröffentlicht im untersuchten Zeitraum 51 Beiträge und Gastbeiträge (davon drei Interviews), welche in die Analyse miteinbezogen wurden. Somit stellen die der FAZ entnommenen Artikel die größte Stichprobe (n = 51) dar. Zwei der Beiträge erscheinen im Ressort »Natur und Wissenschaft«, drei im Ressort »Wirtschaft«, neun im Ressort »Feuilleton« und 37 im Ressort »Politik«.

6.6.1 Hirntodkriterium

Zwei der untersuchten Beiträge thematisieren die Gleichbedeutung des Hirntodes mit dem Tod des Menschen. Im Artikel »Organspende für die Gemeinschaft?« erläutert der Autor, dass Menschen, bei denen der Hirntod diagnostiziert wurde, zweifelsohne und unwiederbringlich tot seien (vgl. Müller 2018-09-29). »Ohne Geräte, ohne Krankenhausmedizin würden alle wesentlichen Organe ausfallen. Körperfunktionen werden nur noch mit Hilfe von Apparaten künstlich aufrechterhalten« (ebd.). Im Gastbeitrag »Die geringere Zumutung« argumentieren die Autoren Nikolaus Knoepffler (Leiter des Ethikzentrums, Friedrich-Schiller-Universität Jena) und Utz Settmacher (Direktor der Klinik für Allgemein-, Viszeral- und Gefäßchirurgie, Universitätsklinikum Jena), dass der Hirntod der Tod des Menschen sei und demzufolge eine Organentnahme postmortal (vgl. Knoepffler und Settmacher 2020-01-08). So könne man den Ganzhirntod »mit einer inneren Enthauptung vergleich[en]. Und es ist nicht sinnvoll, einen enthaupteten Menschen als noch lebend zu verstehen (…). Es war darum sehr angemessen, dass das Ad-hoc-Komitee der Harvard University 1968 Ganzhirntote als Tote verstand« (ebd.).

Kritik am *Hirntodkriterium* äußern sieben der analysierten Artikel. Der Hirntod werde von vielen Menschen und gerade von Angehörigen nicht als Todeszeitpunkt wahrgenommen, sondern viel mehr als ein »Abschnitt im Sterbeprozess, der durch eine Organentnahme in diesem Verständnis massiv beeinflusst wird« (Tolmein 2018-09-04). Stephan Sahm (Chefarzt am Offenbacher Ketteler-Krankenhaus) erläutert in seinem Gastbeitrag »Die Leerstelle in Spahns Debatte«, dass die Hirntodfeststellung mithin ein Artefakt sei (vgl. Sahm 2018-10-30). Im Artikel »Endlich« wird darauf aufmerksam gemacht, dass es im Rahmen der Widerspruchsregelung ethische Probleme wie beispielsweise das Hirntodkriterium gebe (vgl. D.D. 2018-11-01). Diese Problematik wird nicht weiter konkretisiert. Im Gastbeitrag »Die Verschleierung der letzten Dinge« von Wolfram Höfling (damaliger Direktor des Instituts für Staatsrecht, Universität Köln und damaliges Mitglied des Deutschen Ethikrates) und Jürgen in der

Schmitten (damals Institut für Allgemeinmedizin, Heinrich-Heine-Universität Düsseldorf) schildern die Autoren, dass hirntote Patient:innen Sterbende seien, die »zwar nie wieder selbständig atmen können sowie irgendeine Form von Bewusstsein wiedererlangen w[erden] (…)« (Höfling und in der Schmitten 2019-01-15), bei denen aber vielfach andere fundamentale körperliche Reaktionen zu beobachten seien (vgl. ebd.). So schlage ihr Herz selbstständig, Blutkreislauf und übrige Organsysteme seien funktionsfähig und darüber hinaus können vielseitige Funktionen und Interaktionen des Organismus »von der Verdauung, Wundheilung und Immunabwehr bis zum Wachstum und zur Möglichkeit, eine[r] (…) Schwangerschaft bis zur Geburt [beobachtet werden]« (ebd.). Die Autoren schlussfolgern: »Mit guten Gründen wird deshalb national wie international von zahlreichen Ethikern, Medizinern und Juristen die Gleichsetzung als ›hirntot‹ diagnostizierter Menschen mit Leichen in Zweifel gezogen« (ebd.). Stephan Sahm (Chefarzt am Offenbacher Ketteler-Krankenhaus) verweist in dem von ihm geschriebenen Beitrag, »Der Tod schlägt Funken« darauf, dass die Kritik am Hirntodkonzept international nie ganz verstummt sei, »aber in den aktuellen Debatten um die Widerspruchslösung und den Umgang mit potentiellen, also noch nicht hirntoten Spendern eine Nebenrolle [spielt]« (Sahm 2019-04-18). Im Beitrag »Wem gehört mein Körper – und warum?«, ebenfalls von Stephan Sahm, führt dieser an, dass der Hirntod mithin ein Artefakt sei, man den Hirntod machen könne und »dass die Gleichsetzung des Hirntodes mit dem Tod des Menschen keine naturwissenschaftlich-medizinische Erkenntnis ist« (Sahm 2019-09-23). Der Hirntod gleiche vielmehr einer »normative[n] Setzung« (ebd.). Er schlussfolgert, dass es gute Gründe für diese Setzung gebe, aber Zweifel dennoch erlaubt seien (vgl. ebd.). Im Gastbeitrag »Widersprüchlich und keine Lösung« von Steffen Augsberg (deutscher Rechtswissenschaftler, Professor für öffentliches Recht, Justus-Liebig-Universität Gießen) und Peter Dabrock (damaliger Vorsitzender des Deutschen Ethikrates) erläutern diese, dass es große Unklarheiten hinsichtlich der Bedeutung des Hirntodes gebe (vgl. Augsberg und Dabrock 2019-10-14). »Angesichts der hier wie andernorts nach wie vor bestehenden medizinischen wie normativen Streitpunkte liegt kein bloßes Wissensdefizit vor, das durch effektive Informationskampagnen auszugleichen wäre« (ebd.).

6.6.2 Unverhältnismäßige Forderung

Diese Kategorie wird durch Unterkategorien definiert, welche kursiv dargestellt werden. Es können insgesamt 34 Artikel ausfindig gemacht werden, die die Widerspruchsregelung als *Unverhältnismäßige Forderung* bewerten. Im Beitrag »Spahn organisiert die Debatte« erläutert der Autor, dass in anderen Situationen, in denen auch Menschenleben auf dem Spiel stehen, »ein ähnliches Engagement des Staates und des Gesundheitssystems für die Bedrohten nicht vorgesehen ist« (Tolmein 2018-09-04). Welche Situationen gemeint sind, wird nicht konkretisiert. Darüber hinaus wird die Entscheidungsfindung thematisiert, denn es würde sich schwierig gestalten, ein Nein auszusprechen (vgl. ebd.). »Und wenn Angehörige, die nein sagen könnten, so schnell nicht gefragt werden können, wie die Organe benötigt werden, dürfte der Normalfall exerziert werden« (ebd.). Das habe kaum mehr etwas mit Freiwilligkeit zu tun (vgl. ebd.). Im Artikel »Organspende soll zur Regel werden« wird die Meinung von Jens Spahn (CDU) aufgegriffen, welcher erläutert, dass der Staat damit in die Freiheit der Bürger:innen eingreife (vgl. mas./eis. 2018-09-04). Dieses Argument wird auch in dem von Jens Spahn (CDU) geschriebenen Beitrag, »Organspende – eine nationale Aufgabe« und im Artikel »Im Zweifel für den Widerspruch« angeführt (vgl. Spahn 2018-09-06, vgl. Schmoll 2019-03-30). Im Beitrag »Kritik aus der Union an Spahns Vorstoß zur Organspende« kritisiert Karin Maag (CDU) die Widerspruchslösung, denn der Staat dürfe keine Entscheidungspflicht von den Menschen abverlangen, »die eine Widerspruchslösung zwangsläufig nach sich zieht« (mas. 2018-09-05). Jan Schnellenbach (Wirtschaftswissenschaftler an der Brandenburgischen Technischen Universität Cottbus) kritisiert im Beitrag »Wem gehören die Organe?«, dass die Widerspruchsregelung eine psychologische Schwäche der Menschen ausnutzen würde, denn man würde darauf hoffen, dass viele Menschen vergessen, ihren Willen zu äußern und zu widersprechen (vgl. Plickert 2018-09-17). Er wird wie folgt zitiert: »In einer so wichtigen Frage sollte aber nicht die Politik die Voreinstellung, den Default, so setzen, dass Körper de facto wie Staatseigentum behandelt werden« (ebd.). Für ihn ist es ein bedeutender Unterschied, ob die Grundlage eine Pflicht bilde, die Organe »zur Verfügung zu stellen« (ebd.), der man widersprechen könne oder ob man sie von vornherein freiwillig spende (vgl. ebd.). Er stellt klar, dass die Pflicht zum Spenden einen staatlichen

Eingriff darstelle, der nicht verhältnismäßig sei (vgl. ebd.). Im Artikel »Organspende für die Gemeinschaft?« macht der Autor deutlich, dass Menschen nicht »zum Mittel werden« (Müller 2018-09-29) dürfen, »sie kein ›Ersatzteillager‹" (ebd.) seien und vor einer gesetzlichen Verpflichtung eine Verbesserung in der Organisation stehen müsse (vgl. ebd.). Im Artikel »Widerspruch reicht nicht« wird prognostiziert, dass der vorgeschlagene Gesetzesvorschlag Jens Spahns (CDU) im Bundestag keinen Anklang finden werde, denn die Spende würde zur Pflicht, wenn Bürger:innen, falls sie nicht widersprechen, automatisch zu Organspender:innen werden (vgl. oll. 2018-11-29). Axel Gehrke (AfD) befürchtet, dass die Widerspruchslösung die Organspendenbereitschaft reduziere (vgl. Schmoll 2018-11-29). In einem weiteren Beitrag wird argumentiert, dass der Staat den »Körper zum Verfügungsobjekt« (kbb. 2019-03-30) mache, wenn er die Organspendenbereitschaft von sich aus den Bürger:innen unterstelle (vgl. ebd.). »[D]ass es dagegen einen sittlich begründeten Widerstand gibt, sollte man ernst nehmen« (ebd.). Die Widerspruchslösung mache den menschlichen Körper zu einem »Objekt staatlicher Sozialpflichtigkeit« (Schmoll 2019-03-30), meint Peter Dabrock (damaliger Vorsitzender des Deutschen Ethikrates) im Artikel »Im Zweifel für den Widerspruch« (vgl. ebd.). Als Vergleich führt er an, dass zur Weitergabe persönlicher Daten eine ausdrückliche Zustimmung erforderlich sei, was einen Erfolg darstelle »und nun werde debattiert, dass bei der Verwendung des eigenen Körpers über den Tod hinaus der Widerspruch leitend sein solle. Das passe nicht zusammen« (ebd.). In einem anderen Beitrag (»Gesetz zur Neuregelung der Organspende vorgestellt«) warnen Peter Dabrock und die Deutsche Stiftung Patientenschutz vor dem Ende der Freiwilligkeit der Organspende (vgl. oll. 2019-04-02a). Auch Ulla Schmidt (SPD), Heribert Hirte (CDU) und Annalena Baerbock (B'90/Grüne) erläutern, dass die Organspende freiwillig bleiben und die Entscheidung bewusst gefällt werden müsse und nicht durch den Staat erzwungen werden dürfe (vgl. ebd.). Der Standpunkt des Artikels »Kein Politiker darf bei der Organspende hineinreden« wird bereits im Titel deutlich (vgl. Westfälische Nachrichten (Münster) 2019-04-03). Die Entscheidung zur Organspende sei eine der privatesten Entscheidungen des Menschen, in die »kein Politiker, keine Partei und kein Staat hineinreden« (ebd.) solle. Diese Entscheidung müsse man mit Bedacht fällen, »[b]ei einer Widerspruchslösung wird der potentielle Organspender gar nicht erst gefragt« (ebd.). Der Autor des Artikels »Der Staat als Firma« bewertet die Widerspruchslösung als »keine vertrauensbildende Maßnahme (…), sondern als staatliche Zwangsveranstaltung (…), kontraproduktive Effekte hervorzurufen« (Geyer 2019-04-03). Dem Autor zufolge käme es einem Zwang gleich, wenn man automatisch als potenzielle/r Organspender:in fungiere, wenn man nicht zu Lebzeiten widersprochen habe (vgl. ebd.). Darüber hinaus stellt der Autor die Frage in den Raum, ob der Staat nicht die Grundrechte des/der Einzelnen »auch gegen den Zugriff des Staates selbst, gegen den moralischen Druck von Wartelisten, zu schützen [hat]« (ebd.). Die Meinung von Peter Dabrock (damaliger Vorsitzender des Deutschen Ethikrates) wird in einem weiteren Artikel erneut aufgegriffen: Mit der Einführung der Widerspruchslösung würden »etablierte Rechtsgrundsätze im hochsensiblen Bereich der Medizin auf[gegeben]« (kbb. 2019-05-07) werden. Im Artikel »Ein freiwilliger Akt« erläutert der Autor, dass man bei Abschluss eines Newsletter-Abonnements die ausdrückliche Zustimmung der Empfänger:innen benötige (vgl. Becker 2019-05-07). Er schlussfolgert, dass es absurd wäre, Bürger:innen einen mutmaßlichen Willen einfach zu unterstellen (vgl. ebd.). Im Beitrag »Ohne Bevormundung« wird die Frage aufgeworfen, ob der »eigene Körper nach dem Hirntod zu einem Gegenstand der Sozialpflicht« (oll. 2019-06-27) werden solle. Die Widerspruchslösung sei als Antwort darauf zu werten, dass freiwillige Regelungen nicht den gewünschten Erfolg brachten (vgl. ebd.). Es wird geschlussfolgert: »Bewusste individuelle Entscheidungen sind immer unberechenbar, aber sie vermeiden die übergriffige Bevormundung« (ebd.). Annalena Baerbock (B'90/Grüne) bezeichnet die Widerspruchslösung im Beitrag »Wie viel Druck darf bei der Organspende ausgeübt werden?« als »unverhältnismäßigen Eingriff, weil es mildere Mittel gibt« (Schmoll 2019-06-27). Stephan Pilsinger (CSU) spricht von einem »staatlichen Zwang zur Organspende« (ebd.). Dietmar Nietan (SPD) erläutert, dass eine Einwilligung zur Organspende unmissverständlich sei, ein Widerspruch hingegen nicht (vgl. ebd.). Stephan Sahm (Chefarzt am Offenbacher Ketteler-Krankenhaus) argumentiert in dem von ihm verfassten Beitrag, dass die Organspendenbereitschaft eine Verfügung über das eigene Sterben sei und daher eine Entscheidung bleiben müsse (vgl. Sahm 2019-09-23). »Der Verzicht auf Zustimmung zur Organentnahme seitens der Spender oder durch stellvertretende Entscheidung der Angehörigen, die Widerspruchslösung also, würde einen Paradigmenwechsel in der Transplantationsmedizin bedeuten« (ebd.). Im Gastbeitrag »Widersprüchlich und keine

Lösung« von Steffen Augsberg (deutscher Rechtswissenschaftler, Professor für öffentliches Recht, Justus-Liebig-Universität Gießen) und Peter Dabrock (damaliger Vorsitzender des Deutschen Ethikrates) argumentieren diese, dass durch den Gesetzesentwurf »in höchst unglücklicher Weise aus der Tatsache, dass Menschen abstrakt die Organspende befürworten, auf ihre konkrete individuelle Spendebereitschaft geschlossen [wird]« (Augsberg und Dabrock 2019-10-14). Denn damit werde der Begriff Spende, also eine freiwillige Gabe, ins Gegenteil verkehrt (vgl. ebd.). Die Widerspruchslösung würde eine »kollektive Erwartungshaltung hinsichtlich des Zur-Verfügung-Stellens des eigenen Körpers, die man nicht widerlegen, sondern der man sich lediglich prozedural entziehen kann (›Organabgabeerwartung mit Widerspruchsvorbehalt‹) [mit sich bringen]« (ebd.). Außerdem sei es wenig »mit einem liberalen Gesellschaftskonzept (…) vereinbar« (ebd.), wenn sich der/die Einzelne »einem bestimmten Gemeinwohlverständnis fügen und unterordnen« (ebd.) müsse. Die Gastautoren sprechen sich für die Zustimmungsregelung aus, denn diese basiere auf individueller, nicht auf kollektiver, Zustimmung (vgl. ebd.). Einen Tag nach Ablehnung der Widerspruchsregelung durch den Bundestag erscheint in der FAZ ein Artikel, der nochmals die *Unverhältnismäßigkeit* aufgreift. Im Beitrag »Nicht ohne ein Ja« wird erneut das Argument angeführt, dass die Widerspruchsregelung die Menschen zu Objekten der Sozialpflichtigkeit gemacht hätte (vgl. Geyer 2020-01-17). »Spahns Plan, die einschlägigen subjektiven Rechte einem angenommenen gesellschaftlichen Gesamtinteresse unterzuordnen, ist im Bundestag nicht aufgegangen« (ebd.).

Eingriff in das Recht auf Selbstbestimmung

Siebzehn der Analyse zugrunde liegende Berichte thematisieren den *Eingriff in das Recht auf Selbstbestimmung*. In diesem Zusammenhang werden Meinungen von verschiedenen Abgeordneten des Deutschen Bundestages aufgegriffen. Michael Brand (CDU) kritisiert die Widerspruchslösung und betont, dass der Schutz des Selbstbestimmungsrechtes essentiell sei (vgl. Tolmein 2018-09-04). Im Beitrag »Organspende für die Gemeinschaft?« wird betont, dass die Bereitschaft, seine Organe nach dem Tod zu spenden unter keinen Umständen vorausgesetzt werden könne (vgl. Müller 2018-09-29). Laut der Meinung des Autors widerspreche dies dem Selbstbestimmungsrecht der Menschen (vgl. ebd.). Die Autorin des Artikels »Zwang zur Entscheidung« äußert, dass Kritiker:innen der Widerspruchslösung diese als unrechtmäßigen Eingriff in das Recht auf Selbstbestimmung der Bürger:innen wahrnehmen (vgl. Schmoll 2018-11-29). Auch Christine Aschenberg-Dugnus (FDP) argumentiert, dass diese Regelung das Selbstbestimmungsrecht der Menschen despektiere (vgl. ebd.). Diese Meinung der damaligen gesundheitspolitischen Sprecherin der FDP wird ebenfalls im Artikel »Ein Hoffnungsschimmer für Patienten auf der Warteliste« aufgegriffen (vgl. Becker 2019-01-12). Der Autor des Artikels »Das ist doch ganz einfach« zitiert Thomas Rachel (CDU) wie folgt: »Es widerspricht dem ethischen Freiheitsgebot, wenn das persönliche Selbstverfügungsrecht erst wieder durch einen zusätzlichen Widerspruchsakt zurückverlangt werden kann« (vgl. Geyer 2018-12-27). Im Gastbeitrag »Die Verschleierung der letzten Dinge« von Wolfram Höfling (damaliger Direktor des Instituts für Staatsrecht, Universität Köln und damaliges Mitglied des Deutschen Ethikrates) und Jürgen in der Schmitten (damals Institut für Allgemeinmedizin, Heinrich-Heine-Universität Düsseldorf) beziehen sich die Autoren auf die Paragraphen 1901a bis 1904 des Bürgerlichen Gesetzbuches (vgl. Höfling und in der Schmitten 2019-01-15). In diesem Patientenverfügungsgesetz ist die Selbstbestimmung im eigenen Sterben festgehalten, welche durch die Widerspruchslösung relativiert und damit gefährdet werde (vgl. ebd.). »Wenn jeder, der einer Organentnahme nicht widersprochen hat, von Gesetzes wegen grundsätzlich als Organ-›Spender‹ gilt, ist der fehlende Widerspruch auch Legitimationsgrundlage für die nicht dem Betroffenen, sondern einem Dritten (dem noch unbekannten Empfänger) zugute kommende Intensivbehandlung im Vorfeld einer möglichen Organentnahme« (ebd.). Christine Aschenberg-Dugnus (FDP) erläutert im Beitrag »Spahns Stups«, dass Jens Spahn (CDU) zuerst einmal Vertrauen dem neuen Gesetz »Verbesserung der Zusammenarbeit und der Strukturen bei der Organspende« schenken solle, bevor er mit der Widerspruchslösung einen »unzumutbaren Schlag gegen das Selbstbestimmungsrecht [vornimmt]« (gey 2019-01-18). Auch im Beitrag »Gesetz zur Neuregelung der Organspende vorgestellt« wird erläutert, dass Kritiker:innen in der Widerspruchslösung einen Eingriff in das Selbstbestimmungsrecht der Menschen sehen (vgl. oll. 2019-04-02a). Christian Lindner (FDP) wird wie folgt zitiert: »Das ist ein Einschnitt in die freie Selbstbestimmung des Menschen« (ebd.). Karin Maag (CDU) spricht sich ebenfalls gegen die

Widerspruchsregelung aus: »Wir wollen nicht, dass das Selbstbestimmungsrecht des Menschen auf einen Widerspruch reduziert wird« (Schmoll 2019-06-27). Petra Sitte (Die Linke) entgegnet, dass auch mit Widerspruchslösung das Recht auf Selbstbestimmung erhalten bleibe (vgl. ebd.). Auch Stephan Sahm (Chefarzt am Offenbacher Ketteler-Krankenhaus) betont in seinem Artikel »Wem gehört mein Körper – und warum?« das Selbstbestimmungsrecht der Bürger:innen (vgl. Sahm 2019-09-23). Im Gastbeitrag »Widersprüchlich und keine Lösung« von Steffen Augsberg (deutscher Rechtswissenschaftler, Professor für öffentliches Recht, Justus-Liebig-Universität Gießen) und Peter Dabrock (damaliger Vorsitzender des Deutschen Ethikrates) argumentieren die Autoren: »Der Gesetzentwurf untergräbt ferner die gängige Lebenspraxis, die eigene Selbstbestimmung von einem verwandtschaftlichen oder freundschaftlichen Beziehungsnetz her zu begreifen und zu leben. Ausdrücklich wird die Möglichkeit ausgeschlossen, dass die nächsten Angehörigen ein ›eigenes Entscheidungsrecht unter Beachtung des mutmaßlichen Willens des möglichen Organ- oder Gewebespenders‹ haben« (Augsberg und Dabrock 2019-10-14). Steffen Augsberg und Peter Dabrock sprechen sich für die Zustimmungslösung aus (vgl. ebd.). Im Beitrag »Herz über Kopf« wird der ehemalige Gesundheitsminister Hermann Gröhe (CDU) wie folgt zitiert: »Das Selbstbestimmungsrecht des Menschen gilt unbedingt, man muss es sich nicht verdienen« (Becker 2019-12-31). Ralph Hertwig (Kognitionspsychologe und Direktor des Forschungsbereichs Adaptive Rationalität am Max-Planck-Institut für Bildungsforschung in Berlin) und Mattea Dallacker (Psychologin am Max-Planck-Institut) führen in ihrem Beitrag »Kein Ende des Organmangels« an, dass die Entscheidungslösung in geringerem Grade in die Autonomie der Bürger:innen eingreife als die Widerspruchsregelung (vgl. Hertwig und Dallacker 2020-01-08). Einen Tag nach Ablehnung der Widerspruchsregelung durch den Bundestag erscheinen in der FAZ vier Artikel, die nochmals den *Eingriff in das Selbstbestimmungsrecht* aufgreifen. Annalena Baerbock (B'90/Grüne) möchte das Selbstbestimmungsrecht der Menschen wahren, welches ihres Erachtens und nach der Meinung ihrer Anhänger:innen durch die Widerspruchsregelung missachtet werde (vgl. Bubrowski 2020-01-17). Matthias Birkwald (Die Linke) wird wie folgt zitiert: »Das Selbstbestimmungsrecht der Lebenden ist wichtiger als das der Toten. Die Würde der Lebenden ist wichtiger als die Würde der Toten« (ebd.). Im Beitrag »Nicht leichtgemacht« befürwortet der Autor die durch den Bundestag getroffene Entscheidung (vgl. Becker 2020-01-17a). »Die Abgeordneten haben es sich am Donnerstag zum Glück nicht leichtgemacht. Sie haben sogar mit deutlicher Mehrheit gegen die Widerspruchsregelung entschieden und damit Haltung bewiesen; sie haben das Selbstbestimmungsrecht des Einzelnen gegen die Versuchungen des Pragmatismus verteidigt« (ebd.). Wenn die Widerspruchslösung verabschiedet worden wäre, dann würde eine Organspende nicht mehr von Selbstlosigkeit zeugen, kommentiert der Autor (vgl. ebd.). Des Weiteren wäre nicht mehr klar, ob die Organspende wirklich auf einer freiwilligen Entscheidung fuße (vgl. ebd.). »Das Selbstbestimmungsrecht wäre eingeschränkt worden, ohne dass mit diesem Eingriff die begründete Hoffnung verbunden wäre, dass das eigentliche Problem gelöst werden könne« (ebd.). Auch Hilde Mattheis (SPD) betont, dass eine Organspende ein freiwilliger und selbstbestimmter Akt bleiben müsse (vgl. bub./bin./kbb. 2020-01-17). Befürwortung erfährt die Ablehnung der Widerspruchslösung auch von Seiten Eugen Bryschs (Vorstand der Deutschen Stiftung Patientenschutz) (vgl. ebd.). Eugen Brysch hebt hervor, dass der Deutsche Bundestag sich somit für die Selbstbestimmung entschieden habe (vgl. ebd.). Annalena Baerbock (B'90/Grüne) erläutert im Beitrag »Nicht ohne ein Ja«, dass der Mensch »nicht dem Staat, nicht der Gesellschaft, sondern nur sich selbst [gehört]« (Geyer 2020-01-17).

Eingriff in die körperliche Integrität, Deutungshoheit über den eigenen Körper

Elf Artikel setzen sich mit dem *Eingriff in die körperliche Integrität* bzw. die *Deutungshoheit über den eigenen Körper* nach dem Tod auseinander. Der Autor des Artikels »Spahn organisiert die Debatte« erläutert, dass mit Einführung der Widerspruchslösung die Kliniken dazu verleitet werden können, die Organe auch vor dem Hirntod der Menschen funktionsfähig zu erhalten und medizinische Maßnahmen durchzuführen, die jedoch primär nicht den Betroffenen dienlich seien, sondern den Organempfangenden (vgl. Tolmein 2018-09-04). »Zu Lebzeiten dürfen aber nur medizinische Behandlungen vorgenommen werden, die durch den Willen oder den mutmaßlichen Willen des Patienten oder durch dessen Wohl gedeckt sind – das wäre bei einem freiwilligen Organspender durchaus der Fall. Bei einem Menschen, der seine Bereitschaft, sich nach dem Tod Organe entnehmen zu lassen, gerade nicht erklärt hat, kann ein entsprechender mutmaßlicher oder natürlicher Wille dagegen gerade nicht angenommen werden« (ebd.). Im Beitrag »Organspende für die Gemeinschaft?« wird konkretisiert, dass auch toten Menschen Rechte wie auch Würde zukommen, die auch über den Tod hinaus erhalten bleiben (vgl. Müller 2018-09-29). Der Leichnam sei keine Sache, die man einfach entsorgen dürfe und darüber hinaus handele es sich bei der Störung der Totenruhe um einen Straftatbestand (vgl. ebd.). Der Autor schlussfolgert: »Deshalb steht die Menschenwürde, die von aller Staatsgewalt zu achten und zu schützen ist und nach der kein Mensch zum Objekt, zum bloßen Mittel herabgewürdigt werden darf, ganz am Anfang des Grundgesetzes« (ebd.). Der Verfasser des Artikels, »Die Leerstelle in Spahns Debatte«, Stephan Sahm (Chefarzt am Offenbacher Ketteler-Krankenhaus), spricht in seinem Beitrag von einer »nie endenden Behandlungspflicht« (Sahm 2018-10-30), die eine Ursache der Verunsicherung in der Debatte darstellen könne (vgl. ebd.). »Ausweislich großer internationaler Studien geht in etwa achtzig Prozent aller Todesfälle in Krankenhäusern eine Entscheidung voraus, medizinisch-technisch mögliche, aber für die Betroffenen als nicht sinnvoll eingeschätzte Maßnahmen zu unterlassen oder zu beenden« (ebd.). Anderenfalls würde Deutschland bei 800.000 Sterbefällen pro Jahr einer einzigen Intensivstation gleichen, »auf der Menschen dem Tod mit den Mitteln modernster Technologie eine Weile vorenthalten würden« (ebd.). Diese Übertherapie beklagt der Autor und stellt klar, dass Therapiebegrenzungen heutzutage zum Wohl der Patient:innen in den Krankenhäusern zur Routine gehören, »jede Weiterbehandlung bewegt sich an der Grenze zum Tatbestand der Körperverletzung« (ebd.). Außerdem führt der Autor an, dass die betroffenen Patient:innen dann möglicherweise zum alleinigen Nutzen Dritter weiterbehandelt werden (vgl. ebd.). Im Artikel »Das ist doch ganz einfach« erläutert der Autor, dass man »sich sein vom Staat enteignetes Recht auf körperliche Unversehrtheit durch Widerspruch zurück[erwerben müsse]« (Geyer 2018-12-27). Der Gastbeitrag »Die Verschleierung der letzten Dinge« von Wolfram Höfling (damaliger Direktor des Instituts für Staatsrecht, Universität Köln und damaliges Mitglied des Deutschen Ethikrates) und Jürgen in der Schmitten (damals Institut für Allgemeinmedizin, Heinrich-Heine-Universität Düsseldorf) erörtert, dass Therapiebegrenzungen bei infauster Prognose durchzuführen seien (vgl. Höfling und in der Schmitten 2019-01-15). »Gleichwohl wird in solchen Fällen oftmals bereits Tage vor einer ins Auge gefassten Hirntoddiagnose die intensivmedizinische Behandlung unter anderen Vorzeichen fortgesetzt: Sie dient nunmehr der Aufrechterhaltung der Funktionsfähigkeit der später gegebenenfalls zu entnehmenden Organe, also dem Wohl eines noch unbekannten Dritten, des potentiellen Organempfängers« (ebd.). Dies stelle einen Übergriff in die körperliche Unversehrtheit dar (vgl. ebd.). Laut Meinung der Autoren würde die Widerspruchslösung die Problematik verstärken (vgl. ebd.). Es sei ein schwerer Eingriff in die körperliche Unversehrtheit, wenn Patient:innen zur Realisierung einer möglichen Organentnahme bereits Tage vor einer Hirntoddiagnose intensivmedizinisch behandelt werden (vgl. ebd.). Wenn sich Menschen nicht mehr auf ihr Recht auf körperliche Unversehrtheit verlassen können, »sondern [durch die Widerspruchslösung] gezwungen sind, präventiv die Verfügungsmacht von Rechts wegen nicht befugter Dritter durch einen ausdrücklichen Erklärungsakt abzuwehren« (ebd.), könne dies die Problematik verschärfen. Der Artikel »Spahns Stups« thematisiert ebenfalls den alleinigen Nutzen des Organempfangenden, »wenn [der Organspendende] vor und nach der Hirntodfeststellung tagelang an intensivmedizinischen Apparaten angeschlossen bleibt« (gey 2019-01-18). Annalena Baerbock (B'90/Grüne) bezieht sich auf das Grundgesetz der Bundesrepublik Deutschland, in dem aus gutem Grund das Recht auf körperliche Unversehrtheit verankert sei (vgl. Schmoll 2019-06-27). Im Artikel »Wem gehört mein Körper – und warum?« erläutert Stephan Sahm, dass Organspender:innen zum Funktionserhalt ihrer Organe »eskalierende Behandlungen über sich ergehen lassen [sollen] (…). Nachdem die Aussichtslosigkeit ihrer Erholung festgestellt wurde, sollen sie fortdauernd und intensiver, als es zu ihrem Nutzen nötig wäre, behandelt werden« (Sahm 2019-09-23). Seines Erachtens werde dieses Argument von Befürworter:innen der Widerspruchsregelung bereitwillig verschwiegen (vgl. ebd.). Therapiebegrenzungen seien bei infauster Prognose durchzuführen – wenn die Fortsetzung der Behandlung nämlich nicht mehr dem Nutzen der Patient:innen diene, dann stelle diese Intervention einen ungerechtfertigten Eingriff in die körperliche Unversehrtheit dar (vgl. ebd.). »Ist die Prognose aussichtslos, beschränken sich die Maßnahmen auf die Linderung von Symptomen und die Sterbebegleitung« (ebd.). Nach der Meinung des Autors rechtfertigen Unterstützer:innen der Widerspruchslösung die Einführung dieser damit, den Interessen der Empfänger:innen Priorität zu geben »vor den Einschränkungen des Rechtes der Spender auf

Selbstbestimmung und körperliche Unversehrtheit nach Todesfeststellung« (ebd.). Doch diese Begründung nehme »die ethischen und praktischen Probleme, die mit dieser spendezentrierten Behandlung vor dem Tod verbunden sind, nicht einmal zur Kenntnis. Die Widerspruchslösung schließt ein, dass jeder als potentieller Organspender die Fortsetzung einer für ihn nicht nützlichen Behandlung vor dem Tod zu ertragen bereit sein soll« (ebd.). Der Autor konkretisiert, dass eine spendenzentrierte, organprotektive Behandlung mit Hilfe von Beatmungsgeräten oder kreislaufprotektiven Medikamenten schon zu Lebzeiten der Betroffenen beginnen müsse (vgl. ebd.). »Sollte der Kreislauf plötzlich zusammenbrechen, womit stets zu rechnen ist, kann durch Kompression des Brustkorbes durch die Behandler, aber auch durch dafür entwickelte Maschinen, der Kreislauf mechanisch aufrechterhalten werden. Die Vorstellung, einen Sterbenden in dieser Weise zu behandeln, lässt nicht nur Zartbesaitete erschaudern« (ebd.). Der Autor schlussfolgert, dass eine zu Lebzeiten durchgeführte Therapie (vor der Diagnostik des Hirntodes) nicht primär der betreffenden Person diene und daher unwürdig sei (vgl. ebd.). Eine Ausnahme stelle die vorherige Zustimmung einer Organentnahme dar (vgl. ebd.). Der Beitrag »Widersprüchlich und keine Lösung« von Steffen Augsberg (deutscher Rechtswissenschaftler, Professor für öffentliches Recht, Justus-Liebig-Universität Gießen) und Peter Dabrock (damaliger Vorsitzender des Deutschen Ethikrates) greift dieselbe Problematik auf. Die Autoren argumentieren, dass die Verfügungshoheit über den eigenen Körper – die über den Tod hinausreiche und die bis dato nicht angefochten wurde – nun durch Einführung der Widerspruchsregelung begründungsfähig werde (vgl. Augsberg und Dabrock 2019-10-14). Auch hier nehmen die Autoren Bezug auf die organerhaltenden Maßnahmen, welche eingeleitet werden müssen, bevor der Hirntod der Patient:innen diagnostiziert werden könne (vgl. ebd.). »Ob ein Widerspruch vorliegt oder nicht, soll nach dem Gesetzentwurf aber erst nach Feststellung des Hirntodes überprüft werden. Somit verstärkt die Widerspruchslösung die Gefahr, dass die patientenzentrierte Behandlung im Interesse der Transplantationsfähigkeit frühzeitig auf eine nicht vom Patientenwillen getragene Behandlung umgestellt wird« (ebd.). Der Beitrag »Nicht ohne ein Ja«, der am 17.01.2020 veröffentlicht wurde, gibt zu bedenken, dass man mit der Widerspruchslösung die Deutungshoheit über den eigenen Körper erst mit Hilfe des aktiven Widerspruches wiedergewinnen hätte können (vgl. Geyer 2020-01-17). »Es gibt bei dieser Verfügungshoheit aber nichts zurückzugewinnen. Denn das hieße, diese individuelle Hoheit lasse sich von Staats wegen zunächst suspendieren, um dem Bürger erst und nur dann wieder zugesprochen zu werden, wenn er, der Bürger, seiner vorsorglichen Beschlagnahmung durch den Staat nicht widerspricht« (ebd.). Es gebe keine Legitimation dafür, das Recht auf körperliche Unversehrtheit unter Vorbehalt zu stellen (vgl. ebd.). Im Artikel »Vernünftige Entscheidung zur Organspende«, der am 18.01.2020 in der FAZ erscheint, wird die getroffene Entscheidung des Bundestages befürwortet und geäußert, dass der Körper eines hirntoten Menschen, »immer noch der Körper eines Menschen [ist]« (Süddeutsche Zeitung 2020-01-18) und Ärzt:innen nichts an diesem vornehmen dürfen, was er oder sie nicht gewollt hätte (vgl. ebd.).

Schweigen ungleich Zustimmung

Der Unterkategorie *Schweigen ungleich Zustimmung* können neun Beiträge zugeordnet werden. Im Beitrag »Spahns Stups« veranschaulicht der Autor, dass es sich »als Phantasma herausstellen« (gey 2019-01-18) könne, wenn man Schweigen als Willenserklärung werten würde (vgl. ebd.). Der Autor bezieht sich auf den Begriff des *nudgings* aus der Verhaltensökonomie (vgl. ebd.). »Aber mit einem Stups auf der Verhaltensebene, einem sanften Spende-Paternalismus, lässt sich der höchstpersönlichen Frage nach dem eigenen Sterben nicht gerecht werden« (ebd.). Auch Kathrin Vogler (Die Linke) erläutert im Beitrag »Wahl oder Pflicht?«, dass die Widerspruchsregelung »kontraproduktiv und nicht grundgesetzkonform« (oll. 2019-04-02b) sei. »Weder in der Rechtsprechung noch in der Gesetzgebung« (ebd.) bedeute Schweigen Zustimmung. Der Autor des Beitrages »Der Staat als Firma« erläutert, wenn Schweigen als Zustimmung gewertet würde, könne man nicht ausschließen, dass Menschen im Einzelfall eventuell einfach vergessen haben zu widersprechen (vgl. Geyer 2019-04-03). Der Autor des Artikels »Ein freiwilliger Akt« betont, dass man bei Abschluss eines Newsletter-Abonnements die ausdrückliche Zustimmung der Empfänger:innen benötige (vgl. Becker 2019-05-07). Er schlussfolgert, dass es absurd wäre, wenn man den Bürger:innen einen mutmaßlichen Willen einfach unterstellen würde (vgl. ebd.). Stephan Sahm (Chefarzt am Offenbacher Ketteler-Krankenhaus) ist der Auffassung, dass es fragwürdig sei »angesichts des im

Grundgesetz garantierten Rechtes auf Leben, auf körperliche Unversehrtheit und auf Freiheit der Person Beschweigen als Zustimmung zu deuten« (Sahm 2019-09-23). Steffen Augsberg (deutscher Rechtswissenschaftler, Professor für öffentliches Recht, Justus-Liebig-Universität Gießen) und Peter Dabrock (damaliger Vorsitzender des Deutschen Ethikrates) betonen in ihrem Gastbeitrag ebenfalls, dass Schweigen nicht Zustimmung bedeute (vgl. Augsberg und Dabrock 2019-10-14). Im Artikel »Herz über Kopf« wird auf die Position von Ulla Schmidt (SPD) eingegangen. Ihrer Meinung nach verkehre sich die Auffassung des Begriffes Spende ins Gegenteil, wenn Schweigen als Zustimmung gewertet würde (vgl. Becker 2019-12-31). Auch Hermann Gröhe (CDU) wird in diesem Beitrag zitiert: »Zu einer Spende gehört der Wunsch, etwas zu geben« (ebd.). Dies gelte dann nicht mehr, wenn Schweigen Zustimmung bedeute (vgl. ebd.). Im Beitrag »Streit über das Grundsätzliche«, der am 17.01.2020 veröffentlicht wurde (einen Tag nach Ablehnung der Widerspruchslösung), wird auf die Rede des Bundestagsabgeordneten Otto Fricke (FDP) eingegangen. Dieser argumentiert, dass Schweigen nicht zwingend bedeute, dass man sich mit der Thematik nicht beschäftige (vgl. Bubrowski 2020-01-17). »Was ist, wenn ich mich trotz aller Anstrengungen nicht entscheiden kann? (…) Mein Verstand sagt ja, mein Gefühl sagt nein, meine Angst auf gar keinen Fall. Da muss ich das Recht haben zu schweigen, ohne dass der Staat in meine Rechte eingreifen kann« (ebd.), erläutert Otto Fricke (FDP). Der Autor des Artikels »Nicht ohne ein Ja« begrüßt, dass Schweigen in der Organspende künftig nicht als Ja gewertet werden dürfe (vgl. Geyer 2020-01-17).

Recht auf Nichtbeschäftigung mit der Thematik

Acht Beiträge können der Unterkategorie *Recht auf Nichtbeschäftigung* zugeordnet werden. Karin Maag (CDU) plädiert für die Beibehaltung der Zustimmungslösung. Sie spricht sich dafür aus, dass man nicht automatisch als Organspender:in in Frage kommen dürfe, nur weil man sich nicht entscheiden wolle oder könne (vgl. kbb. 2018-10-27). Die Autorin des Artikels »Zwang zur Entscheidung?« bezieht sich auf Bundestagsabgeordnete, welche argumentieren, dass man auch das Recht zur Nicht-Entscheidung habe (vgl. Schmoll 2018-11-29). Die Namen der Abgeordneten werden nicht genannt. Der Beitrag »Das ist doch ganz einfach« greift die Meinung von Annalena Baerbock (B'90/Grüne) auf, welche argumentiert, dass nicht alle Menschen in der Lage seien, eine Entscheidung zu fällen (vgl. Geyer 2018-12-27). Ulla Schmidt (SPD) bezieht sich auf Menschen, mit psychischen Erkrankungen, die emotional nicht bereit seien, eine derartige Entscheidung zu treffen (vgl. ebd.). Im Beitrag »Wahl oder Pflicht?« kritisiert Kathrin Vogler (Die Linke) die Widerspruchsregelung und argumentiert, dass es in unserer Rechtsprechung keinen Zwang zur Entscheidung gebe (vgl. oll. 2019-04-02b). Hermann Gröhe (CDU) und Ulla Schmidt (SPD) argumentieren, dass die Widerspruchsregelung nicht mit dem deutschen Grundgesetz vereinbar sei (vgl. oll. 2019-08-16). Der ehemalige Gesundheitsminister Hermann Gröhe (CDU) wird wie folgt zitiert: »Auch ein Mensch, der sagt: ›Damit kann ich mich zurzeit nicht befassen‹, der wird nicht gleichsam zum Eigentum der Gemeinschaft nach seinem Tod« (ebd.). Im Gastbeitrag »Widersprüchlich und keine Lösung« erläutern Steffen Augsberg (deutscher Rechtswissenschaftler, Professor für öffentliches Recht, Justus-Liebig-Universität Gießen) und Peter Dabrock (damaliger Vorsitzender des Deutschen Ethikrates), dass die Widerspruchsregelung alle Menschen inkludieren würde, die keinen Widerspruch ausgesprochen oder gegenüber ihren Angehörigen artikuliert hätten (vgl. Augsberg und Dabrock 2019-10-14). »Mit Blick auf das sozialpsychologisch bekannte Phänomen des ›status quo bias‹ steht ferner zu befürchten, dass nach Einführung der neuen Regelung Anpassungs- und Verdrängungseffekte entstehen und die Konsequenzen eines möglicherweise fehlenden Widerspruchs zunehmend in Vergessenheit geraten« (ebd.). Die Autoren weisen darauf hin, dass man die Personen nicht vergessen dürfe, die sich nicht mit der Frage der Organspende beschäftigen können bzw. wollen oder einfach damit überfordert wären (vgl. ebd.). »Im Gesetzentwurf zur Widerspruchslösung fehlen bedauerlicherweise klare Regelungen darüber, wie mit diesbezüglich vulnerablen Gruppen und Personen zu verfahren ist und welche Schutzmechanismen bei möglichem oder erwartbarem Unverständnis greifen« (ebd.). Auf die Meinung von Ulla Schmidt (SPD) wird im Artikel »Herz über Kopf« eingegangen. Ihres Erachtens müsse die Pflicht, sich zu entscheiden, auch das Recht beinhalten, sich nicht zu entscheiden (vgl. Becker 2019-12-31). Der Beitrag »Streit über das Grundsätzliche« thematisiert die Bundestagsdebatte vom 16.01.2020 (vgl. Bubrowski 2020-01-17). Kathrin Vogler (Die Linke) argumentiert, dass es Menschen gebe, die die Möglichkeit des Widerspruchsrechtes gar nicht erreiche (vgl. ebd.).

Sie spricht in diesem Zusammenhang von Analphabet:innen, Menschen in finanziellen Nöten, die ihre Post nicht mehr öffnen würden sowie Depressiven und jungen Menschen, die anderes im Kopf hätten (vgl. ebd.). Sie macht darauf aufmerksam, dass die Widerspruchslösung auch all diese Menschen als Spender:innen erfassen würde (vgl. ebd.). Kirsten Kappert-Gonther (B'90/Grüne) spricht »von einer ›gefährlichen Logik des Utilitarismus‹" (ebd.). Sie erläutert, dass Menschen, die sich aus unterschiedlichen Gründen nicht mit dem eigenen Tod beschäftigen können, geschützt werden müssen (vgl. ebd.). Otto Fricke (FDP) argumentiert, dass Schweigen nicht zwingend bedeute, dass man sich mit der Thematik nicht beschäftige und dass es das Recht geben müsse zu schweigen, wenn man keine Entscheidung fällen könne, ohne dass der Staat in die Rechte der Menschen interveniere (vgl. ebd.).

6.6.3 Recht auf Beschäftigung mit der Thematik

Neun der untersuchten Berichte können der Kategorie *Recht auf Beschäftigung mit der Thematik* zugeordnet werden. Jens Spahn (CDU) verfasst am 06.09.2018 den Artikel »Organspende – eine nationale Aufgabe«, in welchem er betont, dass die Widerspruchslösung es ermögliche, ein Leben lang nein zu sagen und wenn man das nicht täte, könnten immer noch die Angehörigen widersprechen (vgl. Spahn 2018-09-06). Dies stelle keine Pflicht dar, denn »eine Pflicht, zu der man konsequenzlos ›nein‹ sagen kann, ist keine Pflicht« (ebd.). Die Position von Dominik Enste (Verhaltensökonom, Institut der deutschen Wirtschaft, Köln) wird im Beitrag »Wem gehören die Organe?« aufgegriffen. Seines Erachtens sei es zulässig, wenn der Staat eine Entscheidung von den Bürger:innen abverlange (vgl. Plickert 2018-09-17). Im Beitrag »Zwang zur Entscheidung?« wird Jens Spahn (CDU) folgendermaßen zitiert: »Das ist kein Zwang zur Spende. Sondern der Zwang, sich mit dem Thema auseinanderzusetzen« (Schmoll 2018-11-29). Argumentativ begründet er dies damit, dass Menschen, die auf ein Spender:innenorgan angewiesen seien, es wert sein müssen, dass sich die Gesellschaft mit dem Thema konfrontiere (vgl. ebd.). Weiterhin mahnt er an, die Widerspruchsregelung mit einem Eingriff in fundamentale Persönlichkeitsrechte gleichzusetzen (vgl. ebd.). »Das einzige Recht, das dabei beschnitten würde, wäre das Recht, sich keine Gedanken zu machen« (ebd.). So stelle die Widerspruchslösung eine »Pflicht zum aktiven Freiheitsgebrauch« (ebd.) dar. Es sei nicht zu viel verlangt, ein Nein auszusprechen, wenn man nicht bereit sei, seine Organe zu spenden (vgl. ebd.). Im Gastbeitrag »Recht auf Leben vor Recht auf Schweigen« argumentieren Norbert Blüm (CDU), Thomas Oppermann (SPD) und Detlev Ganten (damaliger Präsident des *World Health Summit*), dass sich jeder Mensch über solch eine existentielle Frage Gedanken machen solle, denn das Leben der Patient:innen, die auf der Warteliste stehen, sei von dieser Entscheidung abhängig (vgl. Blüm et al. 2019-02-13). Im Interview »Wir bauen Druck auf, aber wir sind es den Patienten schuldig« mit Jens Spahn (CDU) argumentiert dieser, dass sein vorgeschlagener Gesetzesentwurf in die Freiheit der Menschen eingreife, aber er keine Pflicht darstelle, seine Organe abzugeben, sondern Anstoß zur Entscheidungsfindung biete (vgl. Becker et al. 2019-02-25). Die Meinung des damals amtierenden Gesundheitsministers wird im Beitrag »Wahl oder Pflicht?« erneut aufgegriffen. So sieht er durch die angestoßene Debatte um eine Neuregelung in der Organspende bereits einen Gewinn, da sich die Menschen mit der Frage einer Organspende beschäftigen würden (vgl. oll. 2019-04-02b). Jens Spahn argumentiert, dass die Widerspruchsregelung keine Organabgabepflicht darstelle, sondern die Pflicht zur Auseinandersetzung mit der Thematik (vgl. ebd.). Die Meinung von Thomas Oppermann (SPD) wird im Artikel »Wie viel Druck darf bei der Organspende ausgeübt werden?« abgebildet. Dieser stellt fest, dass man nicht bestreiten könne, dass von der Widerspruchsregelung ein gewisser Druck ausgehe, aber es sei ein sanfter Druck, wenn man sich einmal im Leben mit der Frage beschäftigen würde (vgl. Schmoll 2019-06-27). Im Beitrag »Herz über Kopf« wird erneut auf die Position des damals amtierenden Bundesgesundheitsministers eingegangen. Auch in diesem Beitrag argumentiert er, dass die Widerspruchslösung eine Pflicht zum aktiven Freiheitsgebrauch und keine Organabgabepflicht darstelle (vgl. Becker 2019-12-31). Nikolaus Knoepffler (Leiter des Ethikzentrums, Friedrich-Schiller-Universität Jena) und Utz Settmacher (Direktor der Klinik für Allgemein-, Viszeral- und Gefäßchirurgie, Universitätsklinikum Jena) erläutern in ihrem Gastbeitrag, dass es jedem Menschen zuzumuten sei, eine Entscheidung darüber zu fällen, ob man seine Organe nach dem Tod spenden will oder nicht (vgl. Knoepffler und Settmacher 2020-01-08). »Wer dies nicht tut, bei dem darf Schweigen als Zustimmung ausgelegt werden« (ebd.).

6.6.4 Rettung von Menschenleben

Dass es um die *Rettung von Menschenleben* geht, ist Gegenstand 30 untersuchter Berichte. Mit dem die Verfügbarkeit weit übersteigenden Bedarf an lebensrettenden Spender:innenorganen, nämlich, dass ungefähr 10.000 Menschen in Deutschland auf ein Organ warteten, befassen sich 14 Beiträge (vgl. mas./eis. 2018-09-04, vgl. Spahn 2018-09-06, vgl. Müller 2018-09-29, vgl. Schmoll 2018-11-29, vgl. Becker 2018-12-14, vgl. Becker 2019-01-12, vgl. Schmoll 2019-01-18, vgl. Blüm et al. 2019-02-13, vgl. Becker et al. 2019-02-25, vgl. Becker 2019-03-04, vgl. oll. 2019-04-02b, vgl. Schaaf 2019-06-01, vgl. oll. 2019-06-27, vgl. Becker 2019-12-31). Auf die aktuelleren Daten der DSO – nach welchen ca. 9.000 Menschen auf der Warteliste für ein Spender:innenorgan stehen (vgl. DSO 2020) – beziehen sich sechs Beiträge (vgl. Schmoll 2019-06-27, vgl. Sahm 2019-09-23, vgl. Hertwig und Dallacker 2020-01-08, vgl. kbb. 2020-01-14, vgl. Bubrowski 2020-01-17, vgl. bub./bin./kbb. 2020-01-17). Nach Angaben der DSO gab es im Jahr 2017 insgesamt 797 Spender:innen und 2594 Organe wurden gespendet (vgl. mas./eis. 2018-09-04). Georg Nüßlein (damals CSU) argumentiert, es komme einer »medizinischen Katastrophe« (ebd.) gleich, wenn die Spendenquote so gering bleibe. Auch Karl Lauterbach (SPD) wolle viel »unnötiges Leid« (ebd.) verhindern. Bernhard Banas (damaliger Präsident der Deutschen Transplantationsgesellschaft) befürwortet ebenfalls die Widerspruchsregelung und mahnt an: »Die Lage in Deutschland ist wirklich dramatisch« (ebd.). Im Beitrag »Nein geht auch« wird dargestellt, dass die Situation einem Dilemma gleiche, jeder Versuch gescheitert sei, die Zahl der Spender:innenorgane zu erhöhen und sie »so erbärmlich niedrig ist wie nie zuvor. Nicht mit Spenderzwang, nicht durch Manipulation soll die Wende geschafft werden, wie sich mancheiner einredet, auch nicht durch eine ›Lizenz zur Zwangsausschlachtung‹, wie die von Jens Spahn favorisierte Widerspruchslösung schmutzig genug tituliert wurde, sondern durch einen regulären Gesetzesvorschlag und eine reguläre rechtsstaatliche Debatte um Ethik und Selbstbestimmung« (jom 2018-09-05). Auch Jens Spahn (CDU) erläutert in seinem Beitrag »Organspende – eine nationale Aufgabe«, dass alle Versuche der letzten Jahre, die Zahl der lebensrettenden Spender:innenorgane zu erhöhen, ohne Erfolg blieben (vgl. Spahn 2018-09-06). Im Interview »Für ein Nein reicht ein Zettel im Geldbeutel« stellt Stephan Eschertzhuber (Transplantationsreferent für Westösterreich) die Frage in den Raum, ob der Staat nicht verpflichtet sei, dafür zu sorgen, dass Menschen, die dringend ein Spender:innenorgan benötigen auch eines bekommen (vgl. Truscheit 2018-09-08). »Die Wahrscheinlichkeit, dass man im Leben einmal ein Organ benötigt, ist viermal höher als die Wahrscheinlichkeit, zum Organspender zu werden« (ebd.). Man könne mit den Organen der verstorbenen Person vier bis fünf Menschenleben retten, erläutert Stephan Eschertzhuber (vgl. ebd.). In einem anderen Artikel wird darauf hingewiesen, dass die Zahl nach einem Rekordtief des Jahres 2017 wieder leicht gestiegen sei (vgl. mali. 2018-11-23). Grund dafür sei möglicherweise die Debatte, die Jens Spahn (CDU) um die Einführung der Widerspruchsregelung angestoßen habe, erklärt die DSO (vgl. ebd.). Im Artikel »Auf Herzen und Nieren« wird auf den damals amtierenden deutschen Gesundheitsminister eingegangen, welcher sagt, dass »alle acht Stunden für einen Wartenden jede Hilfe zu spät [kommt]« (Becker 2018-12-14). Deutschland verzeichnete für das Jahr 2018 einen Anstieg der Spendenzahlen auf 955 Spender:innen, wie im Beitrag »Ein Hoffnungsschimmer für Patienten auf der Warteliste« thematisiert wird (vgl. Becker 2019-01-12). Die Autorin des Beitrages »Mehr Zeit und Feinfühligkeit« hebt hervor, dass viele Patient:innen länger als zehn Jahre auf der Warteliste für ein lebensrettendes Organ stehen und für manche jede Hilfe zu spät komme (vgl. Schmoll 2019-01-18). »10 000 Menschen warten auf ein Spenderorgan, nur 3264 Organe konnten durch importierte Lebern, Nieren, Herzen und Lungen aus dem Eurotransplant-Raum in Deutschland verpflanzt werden« (ebd.). Thomas Oppermann (SPD), Norbert Blüm (CDU) und Detlev Ganten (damaliger Präsident des *World Health Summit*) befürworten in dem von ihnen verfassten Beitrag, »Recht auf Leben vor Recht auf Schweigen«, die Widerspruchsregelung und argumentieren, dass man die Situation (10.000 Menschen stehen auf der Warteliste, viele davon sterben, bevor ein passendes Organ gefunden sei) nicht länger akzeptieren könne (vgl. Blüm et al. 2019-02-13). Auch sie thematisieren den Anstieg der Spendenzahl von 797 im Jahr 2017 auf 955 im Folgejahr (vgl. ebd.). Dennoch müsse etwas passieren, damit konstant mehr Menschen geholfen werden könne, die dringend auf ein lebensrettendes Spender:innenorgan angewiesen seien (vgl. ebd.). Sie argumentieren wie folgt: »Der Staat hat eine Schutzpflicht für Leben und Gesundheit der Patienten, die auf der Warteliste der Deutschen Stiftung Organtransplantation stehen und auf die Transplantation einer Niere, einer Leber oder eines Herzens warten. Wer nicht spenden will, kann jederzeit widerrufen. Aber gibt es gegenüber 10 000 Menschenleben auch ein schutzwürdiges Recht, keine Entscheidung zu treffen, in dieser Frage passiv zu bleiben? Wir meinen: Das Recht auf Leben, die Bitte um Hilfe, ist bei sorgfältiger Abwägung stärker zu gewichten als das Recht auf Schweigen« (ebd.). Darüber hinaus wird darauf hingewiesen, dass es viel weniger Spender:innen als Wartende gebe (vgl. kbb. 2019-03-30, vgl. Becker 2019-05-07, vgl. Sahm 2019-09-23, vgl. Becker 2019-11-08). Befürworter:innen der doppelten Widerspruchsregelung erhoffen sich, dass durch dieses Gesetz die Organspendenbereitschaft erhöht werde (vgl. oll. 2019-04-02a). Annalena Baerbock (B'90/Grüne) wird im Artikel »Neuer Entwurf für Organspendegesetz« wie folgt zitiert: »Wir sind uns einig, dass wir Verbesserungen bei der Organspende brauchen (…). Viele Menschen auf der Warteliste warten händeringend auf ein Organ« (kbb. 2019-05-07). Im Gastbeitrag »Wem gehört mein Körper – und warum?« von Stephan Sahm (Chefarzt am Offenbacher Ketteler-Krankenhaus) erläutert dieser, dass Organtransplantationen Leben erhalten, Lebensqualität verbessern können und dass für viele Organempfänger:innen das Leben nach der Transplantation noch einmal anfange (vgl. Sahm 2019-09-23). Im Beitrag »Widersprüchlich und keine Lösung« heben die Autoren Steffen Augsberg (deutscher Rechtswissenschaftler, Professor für öffentliches Recht, Justus-Liebig-Universität Gießen) und Peter Dabrock (damaliger Vorsitzender des Deutschen Ethikrates) hervor, dass unsere Gesellschaft aufgerufen sei, »den verzweifelt, meist sehr lange und leider heute oft erfolglos auf ein Spenderorgan wartenden Patienten zu helfen« (Augsberg und Dabrock 2019-10-14). Dementsprechend seien gesetzgebende Kraftanstrengungen, die die Organspendenzahl steigern sollen, willkommen (vgl. ebd.). »Allerdings ist genau darauf zu achten, ob die vorgesehenen Maßnahmen geeignet sind, dieses Ziel zu erreichen und welche Kollateralschäden drohen. Insoweit bestehen insbesondere gegenüber dem Gesetzentwurf, der sich ›doppelte Widerspruchslösung‹ nennt (…) ethische und rechtliche Bedenken« (ebd.). In einem weiteren Gastbeitrag, »Die geringere Zumutung«, führen die Autoren Nikolaus Knoepffler (Leiter des Ethikzentrums, Friedrich-Schiller-Universität Jena) und Utz Settmacher (Direktor der Klinik für Allgemein-, Viszeral- und Gefäßchirurgie, Universitätsklinikum Jena) an, dass in Deutschland jährlich mehr als tausend Menschen, die durch eine Organspende hätten gerettet werden können, sterben (vgl. Knoepffler und Settmacher

2020-01-08). Die Autoren erläutern, dass Befürworter:innen der Widerspruchsregelung davon ausgehen, dass diese Regelung die verfügbare Organspendenzahl erhöhe und damit Menschenleben rette (vgl. ebd.). »Nur mit dieser Prämisse ist für eine derartige Regelung das Kriterium der Zumutbarkeit erfüllt« (ebd.). Jens Spahn (CDU) verteidigt nochmals seinen Gesetzesvorschlag, indem er versucht den Einwand zu schwächen, dass die Widerspruchslösung zu sehr in das Recht auf Selbstbestimmung eingreifen würde (Bubrowski 2020-01-17). Er argumentiert, dass es eine Abwägungsfrage sei: auf der einen Seite stehe das Selbstbestimmungsrecht der Spender:innen, auf der anderen das Selbstbestimmungsrecht der Menschen, die im Krankenhaus liegen und »[deren] Organe von großen Maschinen am Laufen [gehalten werden], weil es an Spendern fehle« (ebd.).

6.6.5 Erleichterter Umgang für Ärzt:innen und Angehörige

Dass die Widerspruchsregelung zu einer denkbaren *Entlastung für Ärzt:innen und Angehörige* führen kann, wird in zwei Gastbeiträgen erläutert. Thomas Oppermann (SPD), Norbert Blüm (CDU) und Detlev Ganten (damaliger Präsident des *World Health Summit*) befürworten in ihrem Beitrag, »Recht auf Leben vor Recht auf Schweigen«, die Widerspruchsregelung und argumentieren, dass sie ärztliches und pflegerisches Personal entlasten würde, ebenso Angehörige der Betroffenen (vgl. Blüm et al. 2019-02-13). In einem weiteren Gastbeitrag, »Die geringere Zumutung«, führen Nikolaus Knoepffler (Leiter des Ethikzentrums, Friedrich-Schiller-Universität Jena) und Utz Settmacher (Direktor der Klinik für Allgemein-, Viszeral- und Gefäßchirurgie, Universitätsklinikum Jena) an, dass die Widerspruchsregelung zu einer potenziellen Entlastung der Angehörigen führen könne (vgl. Knoepffler und Settmacher 2020-01-08). Mit der Widerspruchslösung wäre die Organspende die übliche Verfahrensweise (vgl. ebd.). »Die Angehörigen können dabei davon ausgehen, dass sie dem Willen des Verstorbenen nicht zuwiderhandeln, wenn dieser einer Organspende nicht widersprochen hat« (ebd.). Somit liege die Bürde über die Spende von Organen im Namen der verstorbenen Person, von der man möglicherweise gar nicht den genauen Willen kennt, zu entscheiden – wie es bei der erweiterten Einwilligung der Fall wäre – nicht mehr bei den Angehörigen (vgl. ebd.). Darüber hinaus stelle die Widerspruchslösung eine Entlastung für Ärzt:innen im Rahmen des Angehörigengespräches dar (vgl. Knoepffler und Settmacher 2020-01-08). »Sie sind dann nicht Bittsteller, die in einer solch schweren Situation auch noch möglichst schnell auf eine Entscheidung zur Organspende drängen müssen« (ebd.). Die Autoren verweisen auf Spanien, ein Land, in dem trotz geltender Widerspruchslösung Angehörigengespräche durchgeführt werden, in welchen Organspenden jedoch nur selten abgelehnt werden (vgl. ebd.). Spanien verzeichne die niedrigste Ablehnungsrate, was den Erfolg der Widerspruchsregelung belege (vgl. ebd.).

6.6.6 Gerechtigkeit der Reziprozität

Drei der untersuchten Berichte führen *Reziprozität* – Lösung beruhend auf Gegenseitigkeit – als Betrachtungskriterium an. Der Autor des Beitrages »Wem gehören die Organe?« betrachtet den Gesichtspunkt der Reziprozität: »Derjenige erhält im Krankheitsfall bevorzugt ein Organ, der sich selbst als Spender registrieren hat lassen« (Plickert 2018-09-17). Diese Belohnung steigere die Bereitschaft, Organe zu spenden und sorge für mehr Solidarität in der Bevölkerung (vgl. ebd.). Karl Lauterbach (SPD) wird im Artikel »Streit über das Grundsätzliche« aus seiner Bundestagsrede vom 16.01.2020 wie folgt zitiert: »Das, was ich will, das mir selbst zugutekommt, muss ich auch bereit sein, anderen zu geben« (Bubrowski 2020-01-17). Damit beziehe sich der Gesundheitspolitiker auf den kategorischen Imperativ Immanuel Kants (vgl. ebd.). Er schlussfolgert, dass es unmoralisch sei, im Fall der Fälle ein Organ anzunehmen, aber nicht dazu bereit zu sein, wenigstens Nein zu sagen, wenn man nicht spenden wolle (vgl. ebd.). Die Autorin des Beitrages stellt fest, dass es in der Rede des SPD-Politikers so wirke, »als sei unter ethischen Gesichtspunkten nur eine Antwort auf die Frage nach der Spendenbereitschaft zulässig, jedenfalls dann, wenn der Spender selbst ein Organ annehmen würde« (ebd.). Wie diese gewünschte Antwort aussieht, wird nicht konkretisiert. Karl Lauterbach (SPD) wird im Beitrag »Spahns Widerspruchsregelung abgelehnt« erneut zitiert: »Es ist unethisch, ein Organ nehmen zu wollen, aber nicht bereit zu sein, zumindest nein zu sagen, wenn ich nicht bereit bin zu spenden« (bub./bin./kbb. 2020-01-17).

6.6.7 Allgemeinwohl

Fünf der untersuchten Berichte führen selbstlose, der *Allgemeinheit* dienende Motive der Widerspruchslösung an. Im Artikel »Spahn organisiert die Debatte« erklärt der Autor, dass die Not der Wartenden, die dringend auf ein Spender:innenorgan angewiesen seien, groß sei, weil sie ohne lebensrettende Organspende sterben würden (vgl. Tolmein 2018-09-04). Deshalb sei das Ziel gerechtfertigt, die Spendenbereitschaft zu erhöhen (vgl. ebd.). Jens Spahn (CDU) verfasste am 06.09.2018 den Artikel »Organspende – eine nationale Aufgabe«. In diesem argumentiert er u. a., dass jeder Mensch nicht nur als potenzielle/r Organspender:in infrage komme, sondern eben auch als potenzielle/r Organempfänger:in (vgl. Spahn 2018-09-06). In dem von Norbert Blüm (CDU), Thomas Oppermann (SPD) und Detlev Ganten (damaliger Präsident des *World Health Summit*) verfassten Beitrag, »Recht auf Leben vor Recht auf Schweigen«, erläutern die drei Autoren, dass jeder Mensch im Krankheitsfall mögliche/r Organempfänger:in sei (vgl. Blüm et al. 2019-02-13). Sie schlussfolgern: »Die Klarstellung der eigenen Position im Sinne der Widerspruchsregelung ist daher auch ein gesellschaftliches Bekenntnis zum Zusammenhalt, zur Solidarität und zur Nächstenliebe« (ebd.). Ein weiteres in diesem Zusammenhang angeführtes Argument ist die solidarische Pflicht zum Schutz des Lebens (vgl. Sahm 2019-09-23). »[S]eitens der staatlichen Solidargemeinschaft [hat man] den Anspruch auf Ausschöpfung des Potentials an Spendern« (ebd.). Nikolaus Knoepffler (Leiter des Ethikzentrums, Friedrich-Schiller-Universität Jena) und Utz Settmacher (Direktor der Klinik für Allgemein-, Viszeral- und Gefäßchirurgie, Universitätsklinikum Jena) befürworten die Widerspruchsregelung. Sie erklären, dass es für viele Menschen eine größere Zumutung darstelle, wenn sie sich mit ihrem eigenen Ableben beschäftigen müssen (vgl. Knoepffler und Settmacher 2020-01-08). »Eine Widerspruchsregelung ist in diesem Sinn humaner. Sie verlangt vom Einzelnen nicht, im Blick auf seinen Tod Verfügungen abzugeben« (ebd.). Mit der Regelung werde nur angenommen, dass Menschen, die sich zu Lebzeiten bzgl. einer Organspende nicht geäußert haben, solidarisch mit denjenigen sind, deren Leben gefährdet sei (vgl. ebd.).

6.6.8 Misstrauen durch Transplantationsskandale

Insgesamt können acht Artikel ausgemacht werden, die sich mit geweckten *Misstrauen durch Transplantationsskandale* beschäftigen. Der Artikel »Spahn organisiert die Debatte« widmet sich dem Göttinger Transplantationsskandal aus dem Jahr 2012 – Ärzt:innen manipulierten Patient:innendaten, um ihnen einen Vorteil bei der Vergabe von Spender:innenorganen zu beschaffen (vgl. Tolmein 2018-09-04). Dem Autor zufolge sei dieses Ereignis ein wichtiger Grund für die gesunkene Spendenbereitschaft (vgl. ebd.). Dieses Argument wird auch in den Artikeln »Wem gehören die Organe?« (vgl. Plickert 2018-09-17) und »Organspende für die Gemeinschaft?« (vgl. Müller 2018-09-29) aufgegriffen. Jedoch wird in diesen Artikeln nur von einem Organspende-Skandal bzw. von Organspende-Skandalen gesprochen, welche/r genau gemeint ist/sind, wird nicht konkretisiert. Ein anderer Autor bezweifelt, dass die Widerspruchslösung und mehr Transparenz bei der Organvergabe »nach dem hässlichen Transplantationsskandal allein schon helfen« (Sahm 2018-10-30) können, um die Zahl der potenziellen Organspender:innen zu steigern (vgl. ebd.). Im Artikel »Widerspruch reicht nicht« wird darauf hingewiesen, dass die geringe Spendenbereitschaft nicht nur auf vergangene Transplantationsskandale zurückzuführen sei, sondern ihre Ursache auch »in der unzulänglichen Organisation der Transplantationsprozesse [liegt]« (oll. 2018-11-29). Auch der Autor des Artikels »Ein Hoffnungsschimmer für Patienten auf der Warteliste« thematisiert den Transplantationsskandal, »der einen massiven Vertrauensverlust der Bevölkerung in das deutsche Organspendesystem zur Folge hatte« (Becker 2019-01-12). Im Beitrag »Widersprüchlich und keine Lösung« von Steffen Augsberg (deutscher Rechtswissenschaftler, Professor für öffentliches Recht, Justus-Liebig-Universität Gießen) und Peter Dabrock (damaliger Vorsitzender des Deutschen Ethikrates) betonen die Autoren, dass die Transplantationsmedizin auf Vertrauen angewiesen sei, weshalb sie stark unter den Missbrauchsfällen der vergangenen Jahre gelitten habe (vgl. Augsberg und Dabrock 2019-10-14). Nach Ablehnung der Widerspruchslösung erscheint am 17.01.2020 der Artikel »Streit über das Grundsätzliche«. In diesem wird auf die Meinung von Annalena Baerbock (B'90/Grüne) eingegangen. Sie bringt in ihrer Rede die Überzeugung zum Ausdruck, dass ihr Gesetzesvorschlag Vertrauen für eine höhere Zahl an Organspender:innen schaffe (vgl. Bubrowski 2020-01-17). Die

Autorin schlussfolgert: »Tatsächlich hat das Vertrauen der Bevölkerung sehr gelitten, nachdem vor rund zehn Jahren herausgekommen war, dass Transplantationslisten manipuliert worden waren« (ebd.).

6.6.9 Effektivität der Widerspruchsregelung

Die *Effektivität der Widerspruchsregelung* in Staaten, in denen sie der gültigen Rechtsgrundlage entspricht, beleuchten 21 der untersuchten Beiträge. Im Artikel »Organspende soll zur Regel werden« wird erläutert, dass 21 Länder der EU die Widerspruchslösung als gültige Rechtsgrundlage eingeführt haben (vgl. mas./eis. 2018-09-04). »In Spanien hat das in Kombination mit einer breiten Aufklärungskampagne und unabhängigen Transplantationsbeauftragten in allen Kliniken zu einem deutlichen Anstieg der Spenderzahlen geführt« (ebd.). Österreich, ein kulturell ähnliches Nachbarland Deutschlands mit Widerspruchslösung, stehe auf der Liste der Länder mit den meisten Organspender:innen an vierter Stelle, währenddessen »Deutschland abgeschlagen weit hinten« (Truscheit 2018-09-08) liege. Im Interview »Für ein Nein reicht ein Zettel im Geldbeutel« führt Stephan Eschertzhuber (Transplantationsreferent für Westösterreich) an, dass er und seine Kolleg:innen gute Erfahrungen mit der Widerspruchsregelung gemacht haben (vgl. ebd.). Wie diese Erfahrungen genau aussehen, kommt im Interview nicht zum Ausdruck. Der Autor des Artikels »Wem gehören die Organe?« bezieht sich auf eine Untersuchung von Eric Johnson und Daniel Goldstein, in der gezeigt wurde, dass sich die Organspendenzahlen verändern, wenn man die Regelungen ändere (vgl. Plickert 2018-09-17). »Es gibt riesige Unterschiede: Gilt die Zustimmungsregel, ist die Spenderquote niedrig (10 bis 20 Prozent). Dagegen liegt sie in Ländern mit Widerspruchsregel weit über 90 Prozent« (ebd.). Auch die Meinung von Dominik Enste (Verhaltensökonom, Institut der deutschen Wirtschaft, Köln) wird in diesem Artikel dargestellt. Er argumentiert, dass dieses Ergebnis nicht nur daraus resultiere, dass viele Menschen sich nicht bemühen würden, aktiv zu widersprechen, sondern die Organspende in diesen Ländern zur gesellschaftlichen Norm gehöre (vgl. ebd.). »Er findet diesen Umgang mit der Organspende grundsätzlich ethisch akzeptabel. Die Freiheit bleibe gewahrt, weil man mit geringem Aufwand widersprechen könne« (ebd.). Im Gastbeitrag »Die Leerstelle in Spahns Debatte« von Stephan Sahm (Chefarzt am Offenbacher

Ketteler-Krankenhaus) weist dieser darauf hin, dass in anderen Ländern das Herztodkriterium gelte und demzufolge dort mehr Spender:innen in Frage kommen (vgl. Sahm 2018-10-30). »So werden in den Niederlanden und Belgien mehr als die Hälfte der Organe von Patienten entnommen, bei denen nicht bis zum Eintritt des Hirntodes abgewartet wird (…). In Abhängigkeit der Länge der Periode bis zur erlaubten Organentnahme sind diese Patienten noch ein wenig lebendig, wie jedermann im Erste-Hilfe-Kurs erlernt, der vor der Erlangung einer Fahrerlaubnis zu absolvieren ist« (ebd.). Im Artikel »Nach Rekordtief wieder mehr Organspenden« wird auf die Tatsache aufmerksam gemacht, dass in Deutschland auf eine Million Einwohner:innen weniger als zehn Organspender:innen kommen, während es in Spanien (mit geltender Widerspruchsregelung) mehr als 40 auf eine Million Einwohner:innen seien (vgl. mali. 2018-11-23). Die Position des ehemaligen Gesundheitsministers Hermann Gröhe (CDU) wird im Artikel »Zwang zur Entscheidung?« dargestellt. Er erläutert, dass sowohl in Spanien als auch in Österreich die Widerspruchsregelung gelte, aber in der Praxis die Zustimmungslösung Anwendung finde (vgl. Schmoll 2018-11-29). Weiterhin stellt er klar, dass sich diese Länder nicht durch eine erhöhte Organspendenbereitschaft auszeichnen (vgl. ebd.). Konkrete Zahlenbeispiele oder Studien werden nicht angeführt. Auf das Argument, dass die Spendenbereitschaft mit einer Widerspruchslösung als Gesetzesgrundlage nicht steigen würde, beziehen sich außerdem zwei weitere Artikel (vgl. oll. 2018-11-29, vgl. Geyer 2018-12-27). Die gemeinsame Recherchereise von Christine Aschenberg-Dugnus (FDP), Kirsten Kappert-Gonther (B'90/Grüne) und Hilde Mattheis (SPD) nach Spanien, zur Ursachenfindung der hohen Spender:innenzahlen, wird im Beitrag »Spahns Stups« thematisiert (vgl. gey 2019-01-18). In Gesprächen mit spanischen Intensivmediziner:innen stellte sich heraus, dass die Widerspruchsregelung zwar im Gesetz verankert sei, aber nicht praktiziert werde (vgl. ebd.). Somit finde im spanischen Klinikalltag die Zustimmungsregelung Verwendung, »um nur ja nicht das Vertrauen der Leute ins Organspendesystem zu gefährden« (ebd.). In Spanien werde viel Wert auf stetige Verbesserungen in den Transplantationsabläufen gelegt (vgl. ebd.). Christine Aschenberg-Dugnus (FDP) bewertet die Widerspruchsregelung aufgrund dieser Tatsache als »Augenwischerei (…), wer sie jetzt noch herbeireden wolle, rede ignorant« (ebd.). Im Artikel »Es ist nicht nur die Widerspruchslösung« stellt der Autor fest, dass Deutschland mit der Zustimmungslösung in Europa fast allein stehe (vgl. Becker 2019-03-04). Acht Länder (Belgien, Deutschland, Kroatien, Luxemburg, die Niederlande, Österreich, Slowenien und Ungarn) gehören der Stiftung Eurotransplant an, welche die Verteilung der Spender:innenorgane koordiniert (vgl. ebd.). Bis auf Deutschland haben alle anderen Eurotransplant-Mitgliedstaaten die Widerspruchsregelung als nationale Rechtsgrundlage implementiert (vgl. ebd.). Im Vergleich mit anderen Ländern sei die Zahl der Organspender:innen mit 9,7 pro eine Million Einwohner:innen in Deutschland auffallend gering (vgl. ebd.). Somit sei die Bundesrepublik Deutschland Schlusslicht in der Eurotransplant-Gruppe (vgl. ebd.). »Die Niederlande kommen rechnerisch auf 14,4 Organspender pro [eine] Million Einwohner, Luxemburg und Ungarn auf etwa 16, Slowenien generiert ungefähr 21, Österreich fast 25, Kroatien 33 und Belgien sogar fast 34 Spender [pro eine Million Einwohner:innen]« (ebd.). Der Autor bezieht sich ebenfalls auf das Musterbeispiel Spanien (kein Eurotransplant-Mitglied), welches mit der Widerspruchslösung 47 Organspender:innen pro eine Million Einwohner:innen vorzuweisen habe, »so hohe Werte wie kein anderes Land auf der Welt« (ebd.). Somit könne man annehmen, dass die hohen Spendenzahlen auf die nationale Rechtsgrundlage zurückzuführen seien: In Staaten, in denen die Widerspruchsregelung gesetzlich verankert sei, gebe es mehr Spender:innen und in Staaten mit Zustimmungslösung hingegen weniger (vgl. ebd.). »Allerdings garantiert eine statistische Korrelation bekanntlich noch lange keine Kausalität – und so ist nach Auffassung von Gesundheitspolitikern und weiteren Fachleuten bei der Interpretation der Werte Vorsicht geboten« (ebd.), mahnt der Autor an. Anschließend geht er auf die Meinung von Axel Rahmel (Vorstand DSO) ein. Nach seinen Erfahrungen führen die Ärzt:innen in Ländern mit Widerspruchslösung und hohen Spendenzahlen diese nicht auf die nationale Gesetzesgrundlage zurück (vgl. ebd.). Er erläutert, dass die Widerspruchslösung v. a. in Ländern gelte, wo das »gesellschaftliche Klima tendenziell positiv« (ebd.) sei und die Zustimmungslösung in Ländern gelte, in denen die Bürger:innen der Thematik tendenziell kritisch gegenüberstehen (vgl. ebd.). Die Zustimmung zur Organspende sei hierzulande aber dennoch hoch, erläutert Axel Rahmel (vgl. ebd.). Darüber hinaus sieht er einen bedeutenden Behandlungsunterschied zwischen spanischen und deutschen Patient:innen, denn in Spanien sei es üblich, die Intensivtherapie »bis zum Ende alle Möglichkeiten umzusetzen« (ebd.), während in Deutschland oftmals gesellschaftlich bedingt die

Grenzen der Therapie betont werden (vgl. ebd.). Der Autor geht ebenfalls auf die Recherchereise von einer Abgeordnetengruppe um Kirsten Kappert-Gonther (B'90/Grüne) nach Spanien ein (vgl. ebd.). Kirsten Kappert-Gonther erläutert, dass die Widerspruchslösung dort nicht praktiziert werde und Erwin Rüddel (CDU) führt die hohen Spendenzahlen auf die guten Klinikabläufe und die positive Einstellung der Bevölkerung bzgl. einer Organspende zurück (vgl. ebd.). Außerdem wird betont, dass andere Länder wie Spanien, Belgien oder die Niederlande die Organentnahme nach dem Herz-Kreislauf-Stillstand durchführen, was ebenfalls die Zahl an Spender:innen erhöhen könne (vgl. ebd.). Auch im Beitrag »Verfügungsobjekt« wird auf Erfahrungen aus anderen Ländern mit Widerspruchslösung eingegangen, in denen diese Regelung nicht per se die hohen Spendenzahlen erkläre, sondern wahrscheinlich auf andere Faktoren zurückzuführen sei wie: »eine grundsätzlich offenere Haltung zur Organspende und bessere Klinikstrukturen« (kbb. 2019-03-30). Die Autorin des Artikels »Wie viel Druck darf bei der Organspende ausgeübt werden?« macht darauf aufmerksam, dass die Einführung der Widerspruchsregelung in Dänemark und Frankreich nicht zu einer gesteigerten Spendenbereitschaft geführt habe (vgl. Schmoll 2019-06-27). In Deutschland müssen Menschen so lange auf ein Spender:innenorgan warten, wie nirgendwo anders (vgl. oll. 2019-08-16). »Der Blick auf europäische Nachbarländer zeige, dass zu einem funktionierenden Organspendesystem beides gehöre, die Widerspruchslösung und verbesserte Strukturen« (ebd.). Auch Gastautor Stephan Sahm (Chefarzt am Offenbacher Ketteler-Krankenhaus) sieht die Effektivität der Widerspruchsregelung kritisch, indem er darauf verweist, dass die Zahl der daraus realisierten Organentnahmen wahrscheinlich überschätzt werde (vgl. Sahm 2019-09-23). »Studien belegen, dass aufgrund einer Verweigerung der Zustimmung durch Angehörige allenfalls zehn bis fünfzehn Prozent aller Organentnahmen unterbleiben, die nach der Feststellung des Hirntods möglich sind. Und nur die wären bei einer Widerspruchslösung als zusätzliche Organspenden zu verbuchen« (ebd.). Er argumentiert, dass Vergleiche mit anderen Staaten nicht uneingeschränkt erlaubt seien, denn hohe Spendenquoten werden auch aus Ländern berichtet, welche die Regelung zurückweisen (vgl. ebd.). Konkrete Beispiele werden nicht genannt. Außerdem gelte in anderen Ländern der Herz-Kreislauf-Stillstand als Todeskriterium, was die Zahl der Organspenden steigere (vgl. ebd.). Auch im Beitrag »Widersprüchlich und keine Lösung« der

Gastautoren Steffen Augsberg (deutscher Rechtswissenschaftler, Professor für öffentliches Recht, Justus-Liebig-Universität Gießen) und Peter Dabrock (damaliger Vorsitzender des Deutschen Ethikrates) wird darauf hingewiesen, dass zwischen der Widerspruchslösung als Gesetzesgrundlage und der Erhöhung der Zahl realisierter Organspenden kein kausaler Zusammenhang bestehe, wie der Schweizer Ethikrat in einer Stellungnahme dargelegt habe (vgl. Augsberg und Dabrock 2019-10-14). »Die Widerspruchslösung dürfte demnach allenfalls geringe positive Effekte zeitigen. Wahrscheinlicher ist es, dass sich sogar kontraproduktive Folgen ergeben« (ebd.). Auch macht der Artikel darauf aufmerksam, dass Länder wie Spanien, Belgien, Großbritannien und die Schweiz das Herztodkriterium als Todeskriterium anerkennen und dadurch höhere Spendenquoten erzielen (vgl. ebd.). Die Autoren schlussfolgern, »dass eindimensionale Regelungsansätze angesichts der Komplexität des Gegenstands nicht überzeugen können« (ebd.). Weiterhin wird betont, dass der Organspende-Vorreiter Spanien die Widerspruchsregelung als Gesetzesgrundlage implementiert habe, aber dort dennoch stets das Einverständnis der Angehörigen eingeholt werde (vgl. ebd.). Die hohen Organspendenzahlen seien demnach auf strukturelle Maßnahmen in den Kliniken zurückzuführen (vgl. ebd.). Der Gastbeitrag »Kein Ende des Organmangels« von Ralph Hertwig (Kognitionspsychologe, Direktor des Forschungsbereichs Adaptive Rationalität am Max-Planck-Institut für Bildungsforschung, Berlin) und Mattea Dallacker (Psychologin am Max-Planck-Institut) thematisiert ebenfalls die Effektivität der Widerspruchsregelung (vgl. Hertwig und Dallacker 2020-01-08). Sie beziehen sich auf eine Studie aus dem Jahr 2003, aus der hervorging, dass in Ländern mit Widerspruchslösung über 90 Prozent der Bevölkerung Organspender:innen seien, »weil sie nicht explizit widersprochen haben« (ebd.), während in Ländern mit Zustimmungslösung die Spendenquote nur bei ca. zehn Prozent lag (vgl. ebd.). Verhaltenswissenschaftler:innen führen dieses Ergebnis auf die Trägheit der Menschen zurück, eine Entscheidung zu treffen (vgl. ebd.). »Menschen würden aus Bequemlichkeit dazu neigen, bei einer Voreinstellung zu bleiben – und die steht bei der Widerspruchsregelung auf ›Spender‹“ (ebd.). Mehrere Querschnittsstudien untersuchten, ob in Ländern mit Widerspruchsregelung wirklich mehr Organe gespendet werden (vgl. ebd.). Einige Studien zeigten kleinere positive Effekte, während andere keine oder sogar negative Effekte feststellten (vgl. ebd.). »Die aktuellste Studie aus 2019 verglich die OECD-Länder: 17 Länder mit

Widerspruchs- und 18 mit Zustimmungsregelung. Sie fand keinen statistisch bedeutsamen Unterschied in den tatsächlich durchgeführten Transplantationen. Für vier Länder gibt es aussagekräftige Längsschnittdaten. Unsere Analyse dieser Daten ergab, dass die Einführung der Widerspruchslösung zu keinem statistisch bedeutsamen Anstieg der Spenderrate geführt hat« (ebd.). Spanien generierte erst zehn Jahre nach Einführung der Widerspruchsregelung mehr Organspenden, was, laut Ralph Hertwig und Mattea Dallacker, auf Umstrukturierungen in den Kliniken zurückzuführen sei (vgl. ebd.). Im Beitrag »Die geringere Zumutung« erläutern die Gastautoren Nikolaus Knoepffler (Leiter des Ethikzentrums, Friedrich-Schiller-Universität Jena) und Utz Settmacher (Direktor der Klinik für Allgemein-, Viszeral- und Gefäßchirurgie, Universitätsklinikum Jena), dass es in allen Ländern mit Widerspruchsregelung im Verhältnis zur Bevölkerung mehr Organspenden gebe (vgl. Knoepffler und Settmacher 2020-01-08). Im Vergleich mit Österreich, dass im Jahr 2018 auf 24,5 Spenden pro eine Million Einwohner:innen kam, konnte Deutschland nur eine weitaus geringere Spendenanzahl von 11,5 Spenden pro eine Million Einwohner:innen aufweisen (vgl. ebd.). Beide Länder unterscheiden sich kulturell nur wenig voneinander, in Österreich gilt jedoch im Gegensatz zu Deutschland die Widerspruchslösung (vgl. ebd.). Am 16.01.2020 wurde die Widerspruchsregelung durch den Deutschen Bundestag abgelehnt. Die FAZ veröffentlicht am 17.01.2020 vier Beiträge, die die Debatte thematisieren und nochmalig die Effektivität bzw. Ineffektivität der Widerspruchsregelung beleuchten. Der Autor des Artikels »Alle Augen auf die Intensivstation« führt ein weiteres Mal Spanien als Referenzbeispiel an und erläutert, dass dort bereits Organe nach Eintritt des Herz-Kreislauf-Stillstandes entnommen werden dürfen, was die Spendenzahlen ansteigen lasse (vgl. Becker 2020-01-17b). Darüber hinaus stiegen die Zahlen in Spanien erst »Jahre nachdem die Widerspruchsregelung in Kraft getreten war – als Folge einer Reform des Krankenhauswesens« (ebd.). Auch im Beitrag »Streit über das Grundsätzliche« wird dieser Zusammenhang dargestellt (vgl. Bubrowski 2020-01-17). Annalena Baerbock (B'90/Grüne) erläutert, dass Spanien nicht der Spitzenreiter sei, weil dort die Widerspruchsregelung gelte, sondern weil Strukturen in den Kliniken verbessert wurden (vgl. ebd.). Die Autorin führt darüber hinaus an, dass andere Abgeordnete in der Debatte auf Länder wie Bulgarien verwiesen, in denen die Einführung der Widerspruchslösung allein wenig bewirkt habe und die Spendenquoten weiterhin gering seien (vgl. ebd.). »Auch die Befürworter der Widerspruchsregelung gaben zu, dass eine größere Anzahl potentieller Spender nicht der einzige Schritt sein könnte, aber dennoch ein notwendiger« (ebd.). Im Beitrag »Nicht leichtgemacht« wird erneut darauf hingewiesen, dass es ungewiss sei, ob tatsächlich die Einführung der Widerspruchslösung eine Erhöhung der Organspendequote bewirke (vgl. Becker 2020-01-17a). »Nicht die gesetzliche Regelung von Zustimmung und Ablehnung ist es, die andernorts zu mehr Organentnahmen führt. Die Arbeitsbedingungen in den Krankenhäusern geben den Ausschlag« (ebd.). Der Beitrag »Nicht ohne ein Ja« weist darauf hin, dass mehrere Abgeordnete (welche es sind, wird nicht konkretisiert) keine Kausalität zwischen Widerspruchsregelung und erhöhten Spendenzahlen sehen (vgl. Geyer 2020-01-17).

6.6.10 Haltung der Kirchen

Sieben der untersuchten Beiträge beschäftigen sich mit der *Haltung der Kirchen* bzgl. einer möglichen Einführung der Widerspruchsregelung. Georg Nüßlein (damals CSU) befürwortet diesen Gesetzesentwurf und bezieht sich dabei auf die Sichtweise einiger Kirchenvertreter:innen – auf welche Vertreter:innen Bezug genommen wird, kommt im Artikel nicht zum Ausdruck – die »die Organspende als ›Akt der Nächstenliebe‹ bezeichnen« (Schmoll 2018-11-29). Dennoch lehnen die beiden Kirchen die Widerspruchsregelung ab (vgl. ebd.). »Das geböten die Selbstbestimmung, das Konzept der Patientenautonomie und die Würde des Menschen, die auch über den Tod hinaus von Bedeutung sind. Diese Prinzipien würden von der Widerspruchslösung unterminiert, heißt es bei der katholischen Kirche. Die evangelische Kirche in Deutschland will zwar einerseits die Bereitschaft zur Organspende stärken, eine christliche Verpflichtung zur Organspende gebe es jedoch nicht, und deshalb sei auch die Ablehnung der Spende zu respektieren« (ebd.). Peter Dabrock (damaliger Vorsitzender des Deutschen Ethikrates, evangelischer Theologe) kritisiert im Artikel »Es ist nicht nur Widerspruchslösung« die Widerspruchslösung, indem er sie mit einer »Organabgabepflicht« (Becker 2019-03-04) gleichsetzt. Im Beitrag »Marx: Kirche wird sich verändern« wird thematisiert, dass die Bischöfe Jens Spahn (CDU) dahingehend unterstützen, die Organspendenbereitschaft zu erhöhen, bzgl. der Einführung der Widerspruchslösung allerdings »erhebliche rechtliche und ethische Bedenken« (D.D. 2019-09-27) haben. Auf welche Bedenken konkret Bezug genommen wird, wird nicht thematisiert. Im Dezember 2019 schreiben die katholische und evangelische Kirche gemeinsam einen Brief an Abgeordnete des Deutschen Bundestages, in dem sie »vor den Folgen der Einführung einer Widerspruchslösung [warnten] und (...),erhebliche rechtliche, ethische und seelsorgerische Bedenken' [anmelden]« (Becker 2019-12-31). Auch hier werden die Bedenken nicht weiter konkretisiert. Die ablehnende Haltung der Kirchenvertreter gegenüber der diskutierten Widerspruchslösung kommt in einem weiteren Artikel zum Ausdruck. Manfred Rekowski (damaliger Präses der Evangelischen Kirche im Rheinland) ist der Auffassung, dass die Zustimmungslösung zu behalten sei (vgl. kbb. 2020-01-14). Seiner Meinung nach ermögliche diese Regelung allen Menschen, sich freiwillig zu entscheiden und ihre Entscheidung zur Organspende festzuhalten (vgl. ebd.). Einen Tag nach Ablehnung der Widerspruchsregelung im Deutschen Bundestag erscheinen in der FAZ zwei Artikel, die nochmals die *Haltung der Kirchen* aufgriffen, welche die getroffene Entscheidung begrüßen (vgl. Bingener 2020-01-17, vgl. bub./bin./kbb. 2020-01-17). Die Kirchen argumentieren, dass die Verabschiedung des Gesetzes, das eine Zustimmungslösung vorsieht, geeignet sei, um die Organspendenzahl effektiv zu erhöhen und gleichzeitig die Entscheidungsfreiheit der Menschen wahre (vgl. Bingener 2020-01-17). Auch in diesem Artikel, »Freie Tat der Liebe«, wird angesprochen, dass die beiden Kirchen im Vorfeld der Bundestagsabstimmung zur Widerspruchslösung mehrfach vor dem Gesetzesentwurf und dessen Implikation gewarnt hatten (vgl. ebd.). Darüber hinaus wird die ihrer ablehnenden Haltung zugrunde liegende Argumentation dargestellt: »Den Ausgangspunkt der Argumentation bildet die Gottesebenbildlichkeit des Menschen: Gott hat den Menschen nach seinem Bilde geschaffen, deshalb kommt ihm eine besondere Würde und Autonomie zu. Das Ansinnen, den Staat einer Person auch ohne deren ausdrückliche Zustimmung Organe entnehmen zu lassen, bedeutet deshalb einen – nicht nur im übertragenen Sinn – tiefen Eingriff in die Selbstbestimmung über den eigenen Körper, der bei der Spende nach kirchlicher Auffassung noch nicht tot ist, sondern sich im Sterben befindet« (ebd.). Karl Jüsten (Leiter des Kommissariats der deutschen Bischöfe – Katholisches Büro, Berlin) kritisiert, dass die Widerspruchslösung die Werte der deutschen Rechtsgrundlage umkehre (vgl. ebd.). Die Kirchen argumentieren darüber hinaus, dass der Begriff »Spende«

Freiwilligkeit suggeriere: »eine ›Liebestat‹ könne nur aus Freiheit erfolgen, sonst sei sie keine Liebestat« (ebd.). Prälat Jüsten führt an, dass die Freiwilligkeit des/der Organspendenden auch für den/die Organempfangende/n eine wichtige Rolle spiele (vgl. ebd.). Er stellt die Frage in den Raum, was es mit einem Menschen mache, wenn man befürchten müsse, dass die Spende unter Umständen gar keine Liebestat gewesen sei (vgl. ebd.). Dennoch gibt es bzgl. des Themas Organspende von beiden Kirchen keine grundsätzlichen Zweifel. »Beide Kirchen haben effektivere Abläufe in den Kliniken zur Gewinnung von mehr Organen befürwortet. Sie ermutigen Christen, über eine Organspende nachzudenken, und sprechen dabei auch offen mögliche Ängste hinsichtlich der Fortexistenz nach dem Tod an« (ebd.). Im Beitrag »Spahns Widerspruchsregelung abgelehnt« wird nochmals die Befürwortung der zwei großen Kirchen zur Verabschiedung der Zustimmungslösung angesprochen (vgl. bub./bin./kbb. 2020-01-17). »Die nun von den Abgeordneten verabschiedete Entscheidungsregelung steht nach Auffassung des Münchener Erzbischofs Reinhard Kardinal Marx in Übereinstimmung mit den ›ethischen und grundrechtlichen Prinzipien, auf denen das Wertefundament unserer Gesellschaft ruht‹" (ebd.).

6.6.11 Vertrauensfrage

Drei Berichte befassen sich mit mangelndem *Vertrauen* der Bevölkerung in das Transplantationssystem oder der Möglichkeit eines zusätzlichen Vertrauensverlustes durch die Einführung der Widerspruchsregelung. Karin Maag (CDU) kritisiert, dass die Widerspruchslösung vermehrt Ängste wecken und das Vertrauen in das Transplantationssystem verringern werde (vgl. mas. 2018-09-05). Eine andere Autorin führt das gleiche Argument an: »Ängste könnten [durch Einführung der Regelung] geschürt werden [und] die Organspende noch mehr an Vertrauen einbüßen« (vgl. Truscheit 2018-09-08). Peter Dabrock (damaliger Vorsitzender des Deutschen Ethikrates) lehnt die Widerspruchslösung im Artikel, »Der Staat als Firma«, ab. Sie wird von ihm als »schädlich [und] unnötig« (Geyer 2019-04-03) bezeichnet. Seiner Meinung nach würde die Widerspruchslösung die Effizienz des Systems nicht steigern, wohl aber »das Vertrauen in das System, das ja nun wirklich schon prekär ist, noch mal unterminier[en], weil im Grunde jetzt nicht mehr gilt:

Zustimmung – Spende. Sondern jetzt ist jeder, der nicht ausdrücklich sich dagegen artikuliert, automatisch ein Organspender, und damit wird für mich der Körper nach dem Hirntod zu einem Objekt der Sozialpflichtigkeit« (ebd.).

Zusammenfassend lässt sich sagen, dass die Kategorie *Unverhältnismäßige Forderung* die größte Position einnimmt (in 66,67 % der untersuchten Beiträge). Dass es um die *Rettung von Menschenleben* geht, wird ebenfalls stark gewichtet (in 58,82 % der untersuchten Beiträge). *Die Effektivität der Widerspruchsregelung* in Ländern, in denen sie der geltenden nationalen Rechtsgrundlage entspricht, spielt ebenfalls eine große Rolle (in 41,18 % der untersuchten Beiträge), deren Darstellung hier jedoch recht zwiespältig ist.

Zusammenfassende abschließende Darstellung:

Tab. 5: FAZ – Häufigkeiten der erfassten Kategorisierungen

Kategorie	FAZ	
	Absolute Anzahl (n)	Anteil (in %)
Hirntodkriterium hinreichend	2	3,92
Kritik am Hirntodkriterium	7	13,73
Unverhältnismäßige Forderung	34	66,67
Recht auf Beschäftigung mit der Thematik	9	17,65
Rettung von Menschenleben	30	58,82
Erleichterter Umgang – Angehörige	2	3,92
Erleichterter Umgang – Ärzt:innen	2	3,92
Gerechtigkeit der Reziprozität	3	5,88
Allgemeinwohl	5	9,80
Misstrauen durch Transplantationsskandale	8	15,69
Effektivität der Widerspruchs-regelung	21	41,18
Haltung der Kirchen	7	13,73
Vertrauensfrage	3	5,88

N = 51 Beiträge, Absolute Anzahl (n) = Anzahl an Beiträgen, in denen die Kategorie vorkommt

7. Diskussion

Nachdem die Ergebnisse der einzelnen Kategorien pro Printmedium dargestellt wurden, sollen die Ergebnisse diskutiert und die Sinnhaftigkeit der Widerspruchsregelung vor dem Hintergrund der Menschenwürde betrachtet werden sowie eine kurze Stellungnahme meinerseits erfolgen.

7.1 Diskussion der Ergebnisse

Alle untersuchten Printmedien setzen sich im Untersuchungszeitraum mit der Widerspruchsregelung auseinander. Im Rahmen der Debatte wurden 128 Artikel aus den fünf o. g. Printmedien mit Hilfe des entwickelten Kategoriensystems analysiert. Die wesentlichen Ergebnisse sind folgende:

1. Eine Häufung der Artikel ist zu beobachten, als die Debatte um den Gesetzesvorschlag, der eine Widerspruchsregelung vorsah, im September 2018 durch Jens Spahn (CDU) im Deutschen Bundestag angestoßen, als dieser Gesetzesvorschlag im Januar 2020 durch den Deutschen Bundestag abgelehnt und als der Gesetzesvorschlag der letztlich verabschiedeten Entscheidungslösung im April 2019 vorgestellt wurde. Dies kann mit dem Begriff des *Agenda-Settings* beschrieben werden, denn die Medienagenda scheint hier der politischen Agenda zu folgen (vgl. Maurer 2017, S. 10-11).
2. Wird die Gesamtheit aller Kategorien der fünf analysierten Printmedien betrachtet, sind die am häufigsten erfassten Kategorisierungen folgende: *Rettung von Menschenleben* (in 60,16 % der untersuchten Berichte), *Unverhältnismäßige Forderung* (in 59,38 % der untersuchten Beiträge) sowie *Effektivität der Widerspruchsregelung* (in 35,94 % der untersuchten Berichte), deren Darstellung jedoch recht zwiespältig ist (Tab. 6: Gesamt – Häufigkeiten der erfassten Kategorisierungen).

Zusammenfassende abschließende Darstellung:

Tab. 6: Gesamt – Häufigkeiten der erfassten Kategorisierungen

Kategorie	Gesamt	
	Absolute Anzahl (n)	Anteil (in %)
Hirntodkriterium hinreichend	8	6,25
Kritik am Hirntodkriterium	13	10,16
Unverhältnismäßige Forderung	76	59,38
Recht auf Beschäftigung mit der Thematik	35	27,34
Rettung von Menschenleben	77	60,16
Erleichterter Umgang – Angehörige	6	4,69
Erleichterter Umgang – Ärzt:innen	2	1,56
Gerechtigkeit der Reziprozität	6	4,69
Allgemeinwohl	16	12,50
Misstrauen durch Transplantationsskandale	14	10,94
Effektivität der Widerspruchsregelung	46	35,94
Haltung der Kirchen	16	12,50
Vertrauensfrage	15	11,72

N = 128 Beiträge, Absolute Anzahl (n) = Anzahl an Beiträgen, in denen die Kategorie vorkommt

3. In der untersuchten Stichprobe der Welt und der SZ wurde außerdem betont, dass man ein *Recht* bzw. sogar die *Pflicht zur Beschäftigung* mit der Thematik hat. Dafür wurde in beiden Zeitungen weniger über die *Effektivität der Widerspruchsregelung* berichtet (Tab. 2: Die Welt – Häufigkeiten der erfassten Katego-

risierungen, Tab. 4: SZ – Häufigkeiten der erfassten Kategorisierungen).

4. Es wurden vielfach die Meinungen verschiedener Bundestagsabgeordneter und Expert:innen wiedergegeben, die gegen die Einführung der Widerspruchsregelung waren, während immer wieder auf die Positionen der gleichen, befürwortenden Abgeordneten eingegangen wurde, hier sind vor allem Jens Spahn (CDU) und Karl Lauterbach (SPD) zu nennen. Das heißt, die Gruppe der abgebildeten Kritiker:innen ist diverser und auch größer als die Gruppe der dargestellten Befürworter:innen. Hier kann die Erklärung der opportunen Zeugen angeführt werden. Dieser Erklärung zufolge wählen Journalist:innen zitierte Sprecher:innen so aus, dass sie in ihre Argumentation passen (vgl. Hagen 1992, S. 444-460).
5. Der überwiegende Tenor aller fünf Zeitungen war ablehnend bzgl. der Einführung des Gesetzesvorschlages, der eine Widerspruchsregelung vorsah.
6. Mit Voranschreiten der Debatte wurde die Widerspruchsregelung zunehmend kritisch gesehen.
7. Nach Ablehnung des Gesetzesvorschlages der doppelten Widerspruchsregelung durch den Deutschen Bundestag am 16.01.2020 erfolgte die dazugehörige Medienberichterstattung überwiegend positiv zu der getroffenen Entscheidung, also der Ablehnung dieses Gesetzesentwurfes.
8. Befürwortet wurde die Verabschiedung der Entscheidungslösung, denn eine Organspende müsse immer noch selbstbestimmt sein und dürfe nicht durch den Staat erzwungen werden. Das Selbstbestimmungsrecht der Bürger:innen müsse unabdingbar gewahrt bleiben.

Zum *Hirntodkriterium* berichten die Zeitungen zwiespältig. Hier muss angemerkt werden, dass die systematische Recherche mit den Suchwörtern »Widerspruchslösung« und »Widerspruchsregelung« durchgeführt wurde und dementsprechend in dieser Kategorie nur Artikel miteingeschlossen wurden, die vom Hirntod in Zusammenhang mit der Widerspruchsregelung berichten. Einige Autor:innen sind der Meinung, dass Hirntote Lebende seien, da verschiedene körperliche Reaktionen beobachtet werden können und dementsprechend der Hirntod nicht dem Tod des Menschen gleiche. Die SZ ist die einzige Zeitung, die im Untersuchungszeitraum keine Kritik am *Hirntodkriterium* in Zusammenhang mit der Widerspruchsregelung übt. Dass die Widerspruchsregelung eine *Unverhältnismäßige Forderung* darstellt, wird über alle Printmedien hinweg stark betont. Die Kategorie der *Unverhältnismäßigen Forderung* ist die Kategorie, welche die größte argumentative Vielfalt erfährt. Das *Knock-out*-Kriterium des Deutschen Bundestages gegen die Einführung des Gesetzesvorschlages, der eine Widerspruchsregelung vorsah, war, dass er einer Unverhältnismäßigkeit gleichen würde, das Selbstbestimmungsrecht der Bürger:innen nicht wahren würde und somit verfassungsrechtlich gesehen nicht (mehr) mit dem Deutschen Grundgesetz vereinbar wäre. Über den gesamten Untersuchungszeitraum wurde diese Argumentationslinie der *Unverhältnismäßigen Forderung* durchgehend aufgegriffen. Bezüglich des Eingriffes in das Selbstbestimmungsrecht wurden vielfach verschiedene Abgeordnete des Deutschen Bundestages sowie Expert:innen (wie z. B. Peter Dabrock – damaliger Vorsitzender des Deutschen Ethikrates) zitiert, die die Widerspruchsregelung mit einer Enteignung des menschlichen Körpers verglichen. Expert:innen zu Wort kommen zu lassen, die eine bestimmte Argumentationslinie unterstützen, kann dem Standpunkt besondere Relevanz und Glaubwürdigkeit in den Augen der Rezipient:innen verleihen. Andererseits ist das Berufen auf Expert:innenmeinungen nicht zwangsläufig manipulativ, sondern auch Teil wissenschaftlich fundierter Recherche. Entscheidend ist die Auswahl der abgebildeten Meinungen und ob diese repräsentativ und objektiv das vorliegende Meinungsbild wiedergeben. Betont wurde außerdem, dass die Widerspruchsregelung einen *Eingriff in die körperliche Integrität* zur Folge hätte und das *Schweigen nicht zwangsläufig Zustimmung* bedeuten würde. Besonders in der FAZ wurde die Kategorie *Eingriff in die körperliche Integrität* aufgegriffen. Die Argumentationslinie war folgende: Wenn Hirntote wirklich tot seien, dann brauchen diese Toten keine Therapie mehr wie z. B. kreislaufstabilisierende Medikamente und organerhaltende Therapien. Kritisiert wird, dass diese Maßnahmen nicht mehr primär den Patient:innen dienen, sondern dem Nutzen Dritter, also Patient:innnen, die auf ein Spender:innenorgan warten. Um Organtransplantationen zu ermöglichen, ist es aber entscheidend, dass der Kreislauf der Spender:innen aufrechterhalten wird. Die Welt und die SZ betonten, dass man das *Recht* bzw. sogar die *Pflicht zur Beschäftigung* mit der Thematik hat. Die Kategorie *Rettung von Menschenleben* wurde von allen untersuchten Zeitungen am häufigsten thematisiert. Immer wieder wurden die folgenschweren Zahlen angesprochen, dass nämlich mehr als 9.000 Menschen auf der Warteliste für ein lebensnotwendiges Spender:innenorgan stehen. Dennoch war dies kein ausschlaggebendes Argument, um die Widerspruchsregelung stringent zu befürworten. Die Gewichtung der Kategorie *Erleichterung für behandelnde Ärzt:innen* bzw. *Angehörige* fiel über alle Zeitungen hinweg spärlich aus, obwohl die Widerspruchsregelung hier Abhilfe schaffen könnte. Dies thematisierten vor allem Gastautor:innen und klinisch tätige Transplantationsbeauftragte. Dass die Widerspruchsregelung der *Allgemeinheit* dienlich sein könnte, wird kaum thematisiert. Eine Lösung, die auf *Reziprozität* beruht, wird selten angeführt. Verbreitetes *Misstrauen* der Bevölkerung *durch Transplantationsskandale* wird hingegen häufiger angesprochen. Vielfach wird nur geäußert, dass Transplantationsskandale Misstrauen geweckt haben. Selten wird konkretisiert, auf welche Skandale Bezug genommen wird. Die *Effektivität der Widerspruchsregelung* in Staaten, in denen sie das geltende Recht darstellt, wird in allen fünf Printmedien thematisiert. Vor allem betont die FAZ, dass nicht allein die Widerspruchsregelung für mehr Organspender:innen sorgen würde, sondern strukturelle und organisatorische Verbesserungen in den Krankenhäusern nötig seien. Insbesondere in der FAZ wird gegen Ende der Debatte die *Haltung der Kirchen* thematisiert. Sowohl die katholische als auch die evangelische Kirche befürworten prinzipiell Organspenden. Diese mit Hilfe der Widerspruchsregelung zu ermöglichen, schließen beide Kirchen hingegen kategorisch aus. Interessant ist, dass ein Kirchenvertreter zitiert wurde, der die Ablehnung der Widerspruchsregelung bedauert. Sonst aber loben die Kirchen die am 16.01.2020 getroffene Entscheidung. Vertrauen spielt in der Medizin und insbesondere in der Transplantationsmedizin eine entscheidende Rolle. In einigen Äußerungen wird mangelndes *Vertrauen* der Bevölkerung in das Transplantationssystem oder sogar noch eine mögliche Verstärkung des mangelnden Vertrauens durch eine Widerspruchslösung betont. Man befürchtet, dass mit Einführung der Widerspruchsregelung das Vertrauen in das gesamte Themenfeld der Organspende weiter beschädigt werden könnte.

Eine Frage, die sich in diesem Kontext stellt, war, ob Menschen, die ein Organ benötigen, nicht vielfach, z. B. durch jahrelangen Alkoholabusus, selbst an ihrer Notlage schuld sind. Diese Fragestellung wurde in keinem der untersuchten Printmedien aufgegriffen.

Die kritische Haltung der untersuchten Printmedien wird bereits in den teilweise provokativen Überschriften deutlich. Exemplarisch werden hier einige genannt. So veröffentlicht die Zeit am 16.01.2020 einen Beitrag mit dem Titel »Ein Herz für den Zwang?« (Albrecht 2020-01-16). Die Welt titelt am 06.05.2019 »Die Enteignung des Körpers« (Kelle 2019-05-06), am 07.05.2019 »Jens Spahn will, dass möglichst viele Menschen schweigen« (Kamann 2019-05-07) und am 17.01.2020 »Was bedeutet Selbstbestimmung?« (Klapsa 2020-01-17). Die taz publiziert Artikel mit den Titeln »Fremdbestimmte Organentnahmen« (Görlitzer 2018-10-26) am 26.10.2018, »Das gerechtfertigte Töten« (Bergmann 2018-12-01) am 01.12.2018 und »Zwang zur Entscheidung« (Dribbusch 2019-04-02b) am 02.04.2019. Die SZ titelt am 02.01.2019 »Autonomie – auch im Sterben« (Prantl 2019-01-02), die FAZ am 29.11.2018 »Zwang zur Entscheidung?« (Schmoll 2018-11-29), am 15.01.2019 »Die Verschleierung der letzten Dinge« (Höfling und in der Schmitten 2019-01-15), am 30.03.2019 »Verfügungsobjekt« (kbb. 2019-03-30) und am 14.10.2019 »Widersprüchlich und keine Lösung« (Augsberg und Dabrock 2019-10-14). Die jeweiligen Überschriften sind z. T. im Fließtext und noch einmal vollständig im Literaturverzeichnis einsehbar. Überschriften sollen nicht nur auf den Inhalt des Artikels hinweisen, sondern natürlich auch das Interesse der Leser:innen wecken. Wenn die taz beispielsweise vom »Gerechtfertigten Töten« spricht, vermittelt dies den Rezipient:innen einen ganz anderen Eindruck als ein sachlicher formulierter Titel. Auch die Wortwahl, wenn z. B. vom »Mensch als Ersatzteillager« oder von einer »Organabgabepflicht« die Rede ist, hinterlässt bei den Leser:innen einen negativen Eindruck. Selbstverständlich ist die kritische Auseinandersetzung mit einer hochsensiblen Thematik wie der Organspende und damit der Neuregelung der Gesetzesgrundlage und die mögliche Einführung der Widerspruchsregelung erforderlich und auch gewünscht. Jedoch ist es nicht dienlich, diesen Gesetzesentwurf mit einer faktischen Enteignung des menschlichen Körpers gleichzusetzen, da dies schlichtweg unzutreffend ist. Die Bürger:innen können jederzeit einer Organspende widersprechen und darüber hinaus ermöglicht die Widerspruchsregelung lebenslanges Umentscheiden. Meiner Meinung nach ist es nicht gerechtfertigt, von einer »Organabgabepflicht« zu sprechen, wenn Menschen die Wahl haben, ob sie ihre Organe spenden wollen oder nicht. Und egal wie die Entscheidung der Bürger:innen ausfällt, bleibt diese natürlich ohne Konsequenzen und verschafft den Menschen, die einer Organspende widersprechen, keine Nachteile.

Der Untersuchung sind aus verschiedenen Gründen Grenzen gesetzt: Die Zahl der untersuchten Printmedien beläuft sich auf fünf. Außerdem wurden ausschließlich Artikel analysiert, die in den jeweiligen Zeitungen im Untersuchungszeitraum abgedruckt sind, Online-Artikel wurden hingegen nicht betrachtet. Die systematische Recherche erfolgte mit den Suchwörtern »Widerspruchslösung« und »Widerspruchsregelung«. Dementsprechend wurden ausschließlich Artikel analysiert, die in Zusammenhang mit der Widerspruchsregelung berichten. So kann z. B. die Gewichtung des Hirntodkriteriums verfälscht sein, denn es gibt sehr wahrscheinlich Artikel, die allein den Hirntod thematisieren, ohne zwangsläufig auf die Widerspruchsregelung Bezug zu nehmen. Die mediale Präsentation des Hirntodes könnte möglicherweise in einer anderen Forschungsarbeit aufgegriffen werden. Die Auswahl der Kategorisierungen ist nicht gänzlich objektivierbar, sondern sollte ethisch relevante Fragestellungen aufgreifen. Die Analyse der jeweiligen Kategorisierungen wurde meinerseits mit großer Sorgfalt durchgeführt, dennoch basiert sie in gewisser Weise auf einer nicht gänzlich objektiven Ansicht. Durch die einheitliche Anwendung des Kategoriensystems konnte eine Verzerrung der Analyse zwischen den unterschiedlichen Printmedien jedoch vermieden werden. Trotz der Bemühung um größtmögliche Objektivität ist es nicht auszuschließen, dass andere Untersucher:innen andere Ergebnisse mit einem eventuell anderen Kategoriensystem erzielen würden.

7.2 Diskussion der Widerspruchsregelung nach dem Prinzip der Menschenwürde

Wenn vom Prinzip der Menschenwürde ausgegangen wird, ist die Widerspruchsreglung als gültige nationale Rechtsgrundlage im Transplantationsgesetz nicht nur sinnvoll und wünschenswert, sondern zwingend geboten (vgl. Knoepffler 2007, S. 205). Im Folgenden wird erläutert, unter welchen voraussetzenden Annahmen diese medizinethische Position geteilt werden kann.

Im Jahr 1948 verabschiedeten die Vereinten Nationen die Allgemeine Erklärung der Menschenrechte. Im Artikel 1 heißt es: »Alle Menschen sind frei und gleich an Würde und Rechten geboren. Sie sind mit Vernunft und Gewissen begabt und sollen einander im Geiste der Geschwisterlichkeit begegnen« (Vereinte Nationen 1948). Auch im deutschen Grundgesetz ist die Menschenwürde im Artikel 1 zentral verankert: »Die Würde des Menschen ist unantastbar. Sie zu achten und zu schützen ist Verpflichtung aller staatlichen Gewalt« (Deutscher Bundestag 1949). Vor dem Hintergrund der Menschenwürde besitzt jeder Mensch eine grundsätzliche Subjektstellung, d. h., dass Menschen nicht dem Wohl der Allgemeinheit oder sonstiger Ziele geopfert werden dürfen (vgl. Knoepffler 2010, S. 66). Darüber hinaus sind alle Menschen gleich, »wonach jeder Mensch jedem Menschen, egal welcher Rasse und Hautfarbe, welcher religiösen oder weltanschaulichen Überzeugung, egal ob Frau oder Mann, egal ob leistungsfähig oder nicht, die Anerkennung als Gleichen schuldet« (ebd., S. 66). Menschenwürde, Menschenrechte, Freiheit, Gerechtigkeit und Frieden sollen es ermöglichen, menschliches Leben zu schützen (vgl. ebd., S. 72). In Deutschland sterben jährlich Tausende Menschen, denen Menschenwürde zukommt, weil sie vergebens auf ein Spender:innenorgan warten (vgl. Knoepffler 2007, S. 202). Vollumfängliche Menschenwürde kommt Lebenden zu, Tote besitzen demzufolge keine Menschenwürde mehr, »im Sinne von prinzipieller Gleichheit und prinzipiellem Subjektstatus (…), denn ein Leichnam ist weder Subjekt, noch hat er einen Anspruch auf Gleichbehandlung« (Knoepffler 2010, S. 87). Dennoch kann über einen Leichnam nicht einfach verfügt werden (vgl. Knoepffler 2007, S. 205) und einem Toten kommen postmortale Persönlichkeitsrechte zu (vgl. Knoepffler 2021, S. 182). Folgendes Beispiel verdeutlicht dies: Wenn zwei Boote in Seenot geraten, eines davon mit einer lebenden Person, das andere mit einem Leichnam, würde man folgerichtig den lebenden Menschen retten (vgl. ebd., S. 182–183). »Es besteht also ein kategorialer Unterschied zwischen der Würde der Lebenden im strengen Sinn von Menschenwürde und der Würde der Toten als einer kontingenten sozialen Würde« (ebd., S. 183).

Wann aber spricht man vom Tod des Menschen? Diesbezüglich gibt es unterschiedliche Hypothesen (vgl. Knoepffler 2021, S. 114). Von der Teilhirntodhypothese wird gesprochen, wenn die Funktion der notwendigen Gehirnanteile für das Ich-Bewusstsein erloschen ist (vgl. ebd., S. 114). Bei der Ganzhirntodhypothese fallen alle Hirnfunktionen irreversibel aus (vgl. ebd., S. 114). Die Organtodhypothese beschreibt den Tod aller Organe, die Gewebetodhypothese bezeichnet den Tod aller Gewebe, die Zelltodhypothese den Tod aller Zellen und folglich den Tod des ganzen Organismus (Totaltodhypothese) (vgl. ebd., S. 114). Der Herztod galt lange Zeit als Tod des Menschen (vgl.

ebd., S. 107). Dadurch, dass Herz-Lungen-Maschinen Menschen am Leben erhalten können, kann dieses Kriterium nicht mehr gelten (vgl. ebd., S. 107). Die Teilhirntodhypothese weist das Problem auf, dass medizinisch nicht genau bestimmt werden kann, welche Teile des Gehirns abgestorben sein müssen, damit das Ich-Bewusstsein irreversibel ausfällt (vgl. ebd., S. 108). Der Ganzhirntod hingegen kann mit dem Tod des Menschen gleichgesetzt werden (vgl. ebd., S. 108). Für eine potenzielle Organentnahme ist es von zentraler Bedeutung, dass dabei das Herz durch intensivmedizinische Therapien weiterschlägt (vgl. ebd., S. 108). »Der nach medizinischen Kriterien festgestellte dissoziierte Ganzhirntod wird weltweit von den Ärztevertretungen als Tod des Organismus als Ganzem anerkannt (…). Dies bedeutet: Mit dem Tod des Gehirns als der entscheidenden Integrationsinstanz ist der Mensch als Ganzheit verstorben« (ebd., S. 108).

Befürworter:innen der Widerspruchsregelung argumentieren, dass dieses Gesetz zu mehr Organspenden führt und damit Menschenleben retten wird (vgl. Knoepffler 2021, S. 181). »Nur mit dieser Prämisse ist für eine derartige Regelung das Kriterium der Zumutbarkeit erfüllt« (ebd., S. 181). Außerdem kann die Widerspruchsregelung zu einer emotionalen Entlastung der Angehörigen führen (vgl. ebd., S. 182). Die Bürde, über die Spende von Organen im Namen der verstorbenen Person entscheiden zu müssen, wie es bei der erweiterten Einwilligung der Fall wäre, liegt somit nicht mehr bei den Angehörigen (vgl. ebd., S. 182). Auch für klinisch tätige Ärzt:innen kann die Widerspruchsregelung im Rahmen des schwierigen Angehörigengespräches eine Entlastung darstellen (vgl. ebd., S. 182). »Sie sind dann nicht Bittsteller, die in einer solch schweren Situation auch noch möglichst schnell auf eine Entscheidung zur Organspende drängen müssen« (vgl. ebd., S. 182). In Anbetracht der dargelegten Aspekte und unter der Voraussetzung, dass man folgende Annahmen teilt, könnte die Pflicht zur postmortalen Organspende eingefordert werden (vgl. ebd. S. 183):

»1. Der Hirntod ist ein hinreichendes Todeskriterium.
2. Nur Lebenden kommt Menschenwürde im vollen Wortsinn zu.
3. Tote haben keine Menschenwürde, auch wenn ihr Körper nicht einfach nur Gegenstand ist, sondern einen Verweisungscharakter auf die einst lebende Person hat.
4. Das Leben von Patienten, die ein Organ benötigen, ist in hohem Maß gefährdet.

> Zwischenkonklusion: Es ist *legitim*, Organe bei Toten zu entnehmen, wenn dadurch Menschenleben gerettet werden können« (ebd., S. 183–184).

Sieben der 25 Mitglieder des Deutschen Ethikrates lehnen die Gleichbedeutung des Hirntodes mit dem Tod des Menschen ab (vgl. ebd., S. 184). »Wenn aber Hirntote noch nicht verstorben wären, dann käme ihnen Menschenwürde im vollen Sinn zu und damit verbunden das elementare Recht auf den eigenen Körper« (ebd., S. 184). Eine Pflicht zur postmortalen Organabgabe lässt sich deshalb nicht rechtfertigen, auch, weil viele Menschen den Hirntod nicht mit dem Tod des Menschen gleichsetzen (vgl. ebd., S. 184). Wenn eine Verpflichtung zur postmortalen Organabgabe nicht verlangt werden darf, dann stellt die Widerspruchsregelung einen geeigneten Kompromiss dar: der Hirntod ist ein hinreichendes Todeskriterium, das Leben der auf der Warteliste für Spender:innenorgane stehenden Patient:innen ist entscheidend gefährdet, wer einer Organentnahme zu Lebzeiten nicht widersprochen hat, dem könnte man Solidarität mit seinen gefährdeten Mitmenschen unterstellen (vgl. ebd., S. 184–185). »Also ist es zumutbar, von denjenigen, die eine Organentnahme (aus welchen Gründen auch immer) ablehnen, einen expliziten Widerspruch gegen die Organentnahme zu verlangen« (ebd., S. 185). Wenn Menschen zu Lebzeiten einer Organspende widersprechen, dann ist dies zu akzeptieren (vgl. Knoepffler 2007, S. 205). Es gibt stichhaltige Gründe für die Einführung der Widerspruchsregelung (vgl. Knoepffler 2021, S. 185). Sie ist elegant, denn Menschen müssten sich nicht zwangsläufig mit ihrem eigenen Ableben beschäftigen, was für einige Menschen sicher eine größere Zumutung darstellen würde (vgl. ebd., S. 185). »Vielmehr ist es eine zutiefst menschliche Annahme, dass jemand, der sich nicht geäußert hat, solidarisch mit denjenigen ist, deren Leben bedroht ist. Dies gilt umso mehr, je klarer es vor dem Hintergrund einer Widerspruchsregelung wäre, dass eine Ablehnung der postmortalen Organspende nicht nur legitim ist, sondern ohne Nachteile für die Ablehnenden vollzogen werden kann« (ebd., S. 185).

Ich persönlich kann das zwingende Gebot der Einführung der Widerspruchsregelung vor dem Hintergrund der Menschenwürde uneingeschränkt nachvollziehen. Nur Lebenden kommt vollumfängliche Menschenwürde zu. Mit Eintreten des Hirntodes ist ein Mensch unwiederbringlich tot, denn damit ist meines Erachtens alles verloren, was einen Menschen zu einem Menschen macht. Das Leben der auf der Warteliste für Spender:innenorgane stehenden Patient:innen, denen vollumfängliche Menschenwürde zukommt, ist entscheidend bedroht. Der Staat hat die Aufgabe, das Leben seiner Bürger:innen zu schützen. Die Widerspruchsregelung kann Menschenleben retten, wie sich z. B. in Österreich beobachten lässt. Darüber hinaus ermöglicht die Widerspruchsregelung lebenslanges konsequenzenloses Umentscheiden, sodass nicht von einer *Pflicht* zur Organspende die Rede sein kann. Wenn Menschen einer potenziellen Organspende widersprechen, ist dies zu akzeptieren. Für einige Menschen ist die Auseinandersetzung mit dem eigenen Tod möglicherweise schwieriger und belastender als die Nichtauseinandersetzung, sodass die Widerspruchsregelung auch hier Abhilfe schaffen könnte, weil man sich eben nicht zwangsläufig mit seinem eigenen Tod beschäftigen muss. Darüber hinaus kann die Widerspruchsregelung klinisch tätige Ärzt:innen und die Angehörigen der potenziellen Spender:innen entlasten. Die Bürde, über die Spende von Organen im Namen der verstorbenen Person, von der man möglicherweise gar nicht den genauen Willen kennt, zu entscheiden – wie es bei der erweiterten Einwilligung der Fall wäre – liegt nicht mehr bei den Angehörigen. Dennoch werden sie miteinbezogen und zum mutmaßlichen Willen der potenziellen Spender:innen befragt.

Alternativ könnte sich die Frage stellen, was mit den nichtgespendeten Organen passiert. Entweder erliegen sie nach einer Erdbestattung ihrem natürlichen Zerfall oder werden bei einer Feuerbestattung eingeäschert. In Anbetracht der beiden genannten Verfahren, stellt sich die Frage, warum es Menschen, die dringend auf diese Organe angewiesen sind, verwehrt bleiben sollte, sie zu erhalten? Der Staat greift darüber hinaus auch in anderen Dingen in das Selbstbestimmungsrecht seiner Bürger:innen ein, z. B. wollen möglicherweise viele Bürger:innen nicht auf einen Teil ihres Gehaltes durch Steuerzahlungen im Monat verzichten. Ebenso wird deutlich, wie stark der Staat in Zeiten der Corona-Pandemie in die Freiheitsrechte seiner Bürger:innen intervenieren konnte, um nicht zuletzt das Leben dieser zu schützen und schließlich Menschenleben zu retten.

8. Schlussfolgerung

Die Einführung der Widerspruchsregelung wurde am 16.01.2020 durch den Deutschen Bundestag abgelehnt (vgl. Deutscher Bundestag 2020). Das Ziel der Arbeit lag in einer umfassenden Darstellung der Berichterstattung der Debatte in fünf großen deutschen überregionalen Printmedien – vom Vorschlag der Widerspruchsregelung im September 2018 bis zur Ablehnung dieser im Januar 2020.

Die analysierten Medien haben überwiegend den Eindruck vermittelt, dass die Widerspruchsregelung eine unverhältnismäßige Enteignung des menschlichen Körpers darstellen würde. Die ständig wiederholten Zahlen, nämlich, dass mehr als 9.000 Menschen auf der Warteliste für ein Organ stehen (vgl. DSO 2020, S. 11), haben nicht ausgereicht, um die Widerspruchsregelung zu befürworten. Die Effektivität der Widerspruchsregelung wurde infrage gestellt, zielführend wären strukturelle und organisatorische Verbesserungen in den Krankenhäusern. Fast durchgehend befürwortet wurde der Gesetzesentwurf »Gesetz zur Stärkung der Entscheidungsbereitschaft bei der Organspende« (Baerbock et al. 2019), der eine Entscheidungslösung vorsieht, während der Gesetzesentwurf der doppelten Widerspruchsregelung mit Fortschreiten der Debatte zunehmend kritisch gesehen wurde.

Vom Prinzip der Menschenwürde ausgehend, ist die Widerspruchsreglung als gültige nationale Rechtsgrundlage im Transplantationsgesetz nicht nur sinnvoll und wünschenswert, sondern zwingend geboten (vgl. Knoepffler 2007, S. 205). Nur Lebenden kommt Menschenwürde vollumfänglich zu und das Leben der auf der Warteliste für Spender:innenorgane stehenden Patient:innen ist in höchstem Maß gefährdet (vgl. Knoepffler 2021, S. 183–184). Davon ausgehend, dass der Hirntod dem Tod des Menschen entspricht, werden Organspenden postmortal vorgenommen – Organspender:innen sind demnach bereits tot (vgl. ebd., S. 108). Menschen, die sich zu Lebzeiten nicht für oder gegen eine Organspende entschieden haben, könnte man Solidarität mit ihren lebenden, gefährdeten Mitmenschen unterstellen (vgl. ebd., S. 185).

Es bleibt zu hoffen, dass das »Gesetz zur Stärkung der Entscheidungsbereitschaft bei der Organspende« (Baerbock et al. 2019), welches am 16.01.2020 verabschiedet wurde und am 01.03.2022 in Kraft trat (vgl. BZgA 2020c), mehr Menschen dazu ermutigt, sich mit dem Thema der Organspende auseinanderzusetzen und eine Entscheidung zu treffen. Ob sich die Zahl der potenziellen Organspender:innen durch dieses Gesetz wie gehofft positiv entwickeln wird, bleibt jedoch abzuwarten. Eine mögliche Neuregelung der Organspende ist mit der am 16.01.2020 getroffenen Entscheidung höchstwahrscheinlich noch nicht ausdiskutiert. Die Hoffnung auf weitere, diese Thematik aufgreifende Bundestagsdebatten und somit auch öffentliche Debatten besteht und möglicherweise werden diese positiv für die Widerspruchsregelung ausfallen.

9. Literatur- und Quellenverzeichnis

Der Übersichtlichkeit halber erfolgt die Darstellung der Datumsangabe der Zeitungsartikel im Format: Jahr-Monat-Tag. Autor:innenkürzel und Abkürzungen wurden unverändert aus der Quelle übernommen, wenn nicht der vollständige Name hinterlegt war.

Albrecht H. 2020-01-16. Ein Herz für den Zwang? In: Die Zeit Nr. 4, S. 30.

Ärzteblatt 2018. Neue Debatte um Widerspruchslösung bei Organspende. Online verfügbar unter https://www.aerzteblatt.de/nachrichten/97585/Neue-Debatte-um-Widerspruchsloesung-bei-Organspende, zuletzt eingesehen am 16.08.2022.

Augsberg S, Dabrock P. 2019–10–14. Widersprüchlich und keine Lösung. In: Frankfurter Allgemeine Zeitung Nr. 238, S. 7.

Baerbock A, Maag K, Mattheis H, Kipping K, Fricke O, Kappert-Gonther K, Pilsinger S, Hirte H, Schmidt U, Vogler K, Aschenberg-Dugnus C, Aggelidis G, Alt R 2019. Entwurf eines Gesetzes zur Stärkung der Entscheidungsbereitschaft bei der Organspende. Drucksache 19/11087. Online verfügbar unter https://dip21.bundestag.de/dip21/btd/19/110/1911087.pdf, zuletzt eingesehen am 16.08.2022.

Baureithel U. 2018–09–28. Organmangel wird bleiben. In: Die Tageszeitung Ausgabe 11743, S. 18.

Becker KB. 2018–12–14. Auf Herzen und Nieren. In: Frankfurter Allgemeine Zeitung Nr. 291, S. 4.

Becker KB. 2019–01–12. Ein Hoffnungsschimmer für Patienten auf der Warteliste. In: Frankfurter Allgemeine Zeitung Nr. 10, S. 4.

Becker KB. 2019–03–04. Es ist nicht nur die Widerspruchslösung. In: Frankfurter Allgemeine Zeitung Nr. 53, S. 8.

Becker KB. 2019–05–07. Ein freiwilliger Akt. In: Frankfurter Allgemeine Zeitung Nr. 105, S. 1.

Becker KB. 2019–11–08. Ein gutes Zeichen. In: Frankfurter Allgemeine Zeitung Nr. 260, S. 3.

Becker KB. 2019–12–31. Herz über Kopf. In: Frankfurter Allgemeine Zeitung Nr. 303, S. 5.

Becker KB. 2020–01–17a. Nicht leichtgemacht. In: Frankfurter Allgemeine Zeitung Nr. 14, S. 1.

Becker KB. 2020–01–17b. Alle Augen auf die Intensivstation. In: Frankfurter Allgemeine Zeitung Nr. 14, S. 2.

Becker KB, Grunert M, Müller R. 2019–02–25. »Wir bauen Druck auf, aber wir sind es den Patienten schuldig«. In: Frankfurter Allgemeine Zeitung Nr. 47, S. 4.

Bergmann A. 2018–12–01. Das gerechtfertigte Töten. In: Die Tageszeitung Ausgabe 11797, S. 11.

Berndt C. 2019–05–07. Persönliche Entscheidung. In: Süddeutsche Zeitung Nr. 105, S. 4.

Berndt C. 2019–06–26. Weniger Nein oder mehr Ja. In: Süddeutsche Zeitung Nr. 145, S. 6.

Berndt C. 2019–06–27. Blanke Verzweiflung. In: Süddeutsche Zeitung Nr. 146, S. 4.

Berndt C. 2020–01–17. Vertrauensfrage. In: Süddeutsche Zeitung Nr. 13, S. 4.

Berndt C, Rossbach H. 2020–01–15. Was zu entscheiden ist. In: Süddeutsche Zeitung Nr. 11, S. 2.

Bingener R. 2020–01–17. Freie Tat der Liebe. In: Frankfurter Allgemeine Zeitung Nr. 14, S. 2.

Blüm N, Oppermann T, Ganten D. 2019–02–13. Recht auf Leben vor Recht auf Schweigen. In: Frankfurter Allgemeine Zeitung Nr. 37, S. 8.

bub./bin./kbb. 2020–01–17. Spahns Widerspruchsregelung abgelehnt. In: Frankfurter Allgemeine Zeitung Nr. 14, S. 1.

Bubrowski H. 2020–01–17. Streit über das Grundsätzliche. In: Frankfurter Allgemeine Zeitung Nr. 14, S. 2.

Bundesärztekammer 2015. Richtlinie gemäß § 16 Abs. 1 S. 1 Nr. 1 TPG für die Regeln zur Feststellung des Todes nach § 3 Abs. 1 S. 1 Nr. 2 TPG und die Verfahrensregeln zur Feststellung des endgültigen, nicht behebbaren Ausfalls der Gesamtfunktion des Großhirns, des Kleinhirns und des Hirnstamms nach § 3 Abs. 2 Nr. 2 TPG, Vierte Fortschreibung. Online verfügbar unter https://www.bundesaerztekammer.de/fileadmin/user_upload/downloads/irrev.Hirnfunktionsausfall.pdf, zuletzt eingesehen am 16.08.2022.

Bundesministerium für Gesundheit 2019a. Spahn: Die Zahl der Organspenden kann weiter steigen. Online verfügbar unter https://www.bundesgesundheitsministerium.de/gzso.html, zuletzt eingesehen am 16.08.2022.

Bundesministerium für Gesundheit 2019b. Stärkung der Entscheidungsbereitschaft bei der Organspende. Online verfügbar unter https://www.bundesgesundheitsministerium.de/ministerium/meldungen/2019/organspende-online-register.html, zuletzt eingesehen am 16.08.2022.

Bundesministerium für Gesundheit 2019c. Spahn: »Mehr Menschen durch Organspenden das Leben retten«. Online verfügbar unter https://www.bundesgesundheitsministerium.de/ministerium/meldungen/2019/widerspruchsloesung.html, zuletzt eingesehen am 16.08.2022.

BZgA 2020a. Die Entscheidungslösung in Deutschland und gesetzliche Regelungen in anderen europäischen Ländern. Online verfügbar unter https://www.organspende-info.de/gesetzliche-grundlagen/entscheidungsloesung.html, zuletzt eingesehen am 16.08.2022.

BZgA 2020b. »Wissen, Einstellung und Verhalten der Allgemeinbevölkerung (14 bis 75 Jahre) zur Organ- und Gewebespende«. Online verfügbar unter https://www.bzga.de/fileadmin/user_upload/PDF/pressemitteilungen/daten_und_fakten/Info-Blatt-16.-September-2020.pdf, zuletzt eingesehen am 16.08.2022.

BZgA 2020c. Immer mehr Menschen treffen eine Entscheidung zur Organspende. Online verfügbar unter https://www.bzga.de/presse/pressemitteilungen/2020-09-16-immer-mehr-menschen-treffen-eine-entscheidung-zur-organspende/, zuletzt eingesehen am 16.08.2022.

D.D. 2018–11–01. Endlich. In: Frankfurter Allgemeine Zeitung Nr. 254, S. 8.

D.D. 2019–09–27. Marx: Kirche wird sich verändern. In: Frankfurter Allgemeine Zeitung Nr. 225, S. 4.

Deutscher Bundestag 1949. Grundgesetz für die Bundesrepublik Deutschland. Online verfügbar unter https://www.bundestag.de/gg, zuletzt eingesehen am 16.08.2022.

Deutscher Bundestag 2019. Zur Feststellung des Todes als Voraussetzung für die »postmortale« Organspende in Deutschland, Österreich und der Schweiz. Online verfügbar unter https://www.bundestag.de/resource/blob/592588/e10a648f7f226cfc14bfafb02ea1744a/WD-9-092-18-pdf-data.pdf, zuletzt eingesehen am 16.08.2022.

Deutscher Bundestag 2020. Organspenden: Mehrheit für die Entscheidungslösung. Online verfügbar unter https://www.bundestag.de/dokumente/textarchiv/2020/kw03-de-transplantationsgesetz-674682, zuletzt eingesehen am 16.08.2022.

Dobel S. 2019–02–13. Das Herz schlug 27 Stunden. In: Die Welt Nr. 37, S. 20.

dpa. 2018–09–07. Merkel will Organspenden neu regeln. In: Die Welt Nr. 209, S. 1.

DPA. 2019–09–25. Solidarität per Gesetz. In: Süddeutsche Zeitung Nr. 222, S. 7.

Dribbusch B. 2018–09–04. Kampf um Lebenszeit. In: Die Tageszeitung Ausgabe 11722, S. 14.

Dribbusch B. 2019–04–02a. Bis dass der Tod entscheidet. In: Die Tageszeitung Ausgabe 11898, S. 1.

Dribbusch B. 2019–04–02b. Zwang zur Entscheidung. In: Die Tageszeitung Ausgabe 11898, S. 13.

Dribbusch B. 2019–05–07. Organspende, aber nur mit Zustimmung. In: Die Tageszeitung Ausgabe 11925, S. 4.

Dribbusch B. 2020–01–14. Eine Diskussion um Leben und Tod. In: Die Tageszeitung Ausgabe 12135, S. 6.

Dribbusch B. 2020–01–17a. Typisch deutsche Stagnation. In: Die Tageszeitung Ausgabe 12138, S. 1.

Dribbusch B. 2020–01–17b. Fünf Prozent weniger. In: Die Tageszeitung Ausgabe 12138, S. 3.

DSO 2019. Jahresbericht Organspende und Transplantation in Deutschland 2018. Online verfügbar unter https://dso.de/SiteCollectionDocuments/DSO-Jahresbericht%202018.pdf, zuletzt eingesehen am 11.03.2021.

DSO 2020. Jahresbericht Organspende und Transplantation in Deutschland 2019. Online verfügbar unter https://www.dso.de/SiteCollectionDocuments/DSO-Jahresbericht%202019.pdf, zuletzt eingesehen am 16.08.2022.

DSO 2022. Unterstützungsangebote der Koordinierungsstelle DSO. Online verfügbar unter https://dso.de/organspende/fachinformationen/organspendeprozess/leitfaden-für-die-organspende/01-unterstützungsangebote, zuletzt eingesehen am 16.08.2022.

EPD. 2018–10–26. Kritik am Spahn-Vorschlag. In: Süddeutsche Zeitung Nr. 247, S. 6.

EPD. 2018–10–29. EU unterstützt Spahns Pläne. In: Süddeutsche Zeitung Nr. 249, S. 6.

epd/AFP/dpa. 2020–01–17. Grünen-Chefin: Reform der Organspende schafft Vertrauen. In: Die Welt Nr. 14, S. 1.

Eurotransplant 2021. Über Eurotransplant. Online vrfügbar unter https://www.eurotransplant.org/patients/deutschland/, zuletzt eingesehen am 16.08.2022.

Fink A. 2018–09–25. Nur wenige Tote können spenden. In: Die Welt Nr. 224, S. 2.

Fischer T. 2019–01–24. Engpass Klinik. In: Die Zeit Nr. 5, S. 33.

Fried N. 2020–01–17. Organspende nur nach Zustimmung. In: Süddeutsche Zeitung Nr. 13, S. 1.

Fusco Y. 2019–01–07. »Ich kann nicht so tun, als wäre nichts gewesen«. In: Die Tageszeitung Ausgabe 11825, S. 27.

gey. 2019–01–18. Spahns Stups. In: Frankfurter Allgemeine Zeitung Nr. 15, S. 11.

Geyer C. 2018–12–27. Das ist doch ganz einfach. In: Frankfurter Allgemeine Zeitung Nr. 300, S. 9.

Geyer C. 2019–04–03. Der Staat als Firma. In: Frankfurter Allgemeine Zeitung Nr. 79, S. 9.

Geyer C. 2020–01–17. Nicht ohne ein Ja. In: Frankfurter Allgemeine Zeitung Nr. 14, S. 11.

Görlitzer K-P. 2018–10–26. Fremdbestimmte Organentnahmen. In: Die Tageszeitung Ausgabe 11766, S. 18.

Graw A. 2018–12–24. Organspende: Baerbock legt Alternative vor. In: Die Welt Nr. 300, S. 4.

Haarhoff H. 2018–09–19. Irrationales Getöse. In: Die Tageszeitung Ausgabe 11735, S. 12.

Hagen L. 1992. Die opportunen Zeugen. Konstruktionsmechanismen von Bias in der Zeitungsberichterstattung über die Volkszählungsdiskussion. In: Publizistik 37, S. 444–460.

Heinemann P, Kaiser T. 2018–09–04. Woran Jens Spahn noch scheitern kann. In: Die Welt Nr. 206, S. 5

Herrmann U. 2019–12–27. Das deutsche Organversagen. In: Die Tageszeitung Ausgabe 12121, S. 1.

Hertwig R, Dallacker M. 2020–01–08. Kein Ende des Organmangels. In: Frankfurter Allgemeine Zeitung Nr. 6, S. N2.

Heuser U-J, Hildebrandt T. 2018–09–06. Ein Wort für ein Leben. In: Die Zeit Nr. 37, S. 5.
Höfling W, in der Schmitten J. 2019–01–15. Die Verschleierung der letzten Dinge. In: Frankfurter Allgemeine Zeitung Nr. 12, S. 11.
jom. 2018–09–05. Nein geht auch. In: Frankfurter Allgemeine Zeitung Nr. 206, S. N1.
Kamann M. 2018–11–15. Was hilft gegen den Mangel an Spenderorganen? In: Die Welt Nr. 267, S. 5.
Kamann M. 2019–04–02. Wenn Solidarität den eigenen Körper betrifft. In: Die Welt Nr. 78, S. 4.
Kamann M. 2019–05–07. »Jens Spahn will, dass möglichst viele Menschen schweigen«. In: Die Welt Nr. 105, S. 8.
Kamann M. 2019–05–11. »Dadurch erhält mein Leben über den Tod hinaus Sinn«. In: Die Welt Nr. 109, S. 21.
Kamann M. 2019–06–27. Das Recht auf Leben und das Recht auf Schweigen. In: Die Welt Nr. 147, S. 5.
Kamann M. 2020–01–14. »Aufklärungskampagnen haben sich bei Organspenden erschöpft«. In: Die Welt Nr. 11, S. 4.
kbb. 2018–10–27. Widerstand in CDU gegen Spahns Organspende-Plan. In: Frankfurter Allgemeine Zeitung Nr. 250, S. 1.
kbb. 2019–03–30. Verfügungsobjekt. In: Frankfurter Allgemeine Zeitung Nr. 76, S. 8.
kbb. 2019–05–07. Neuer Entwurf für Organspendegesetz. In: Frankfurter Allgemeine Zeitung Nr. 105, S. 4.
kbb. 2020–01–14. Zahl der Organspender leicht zurückgegangen. In: Frankfurter Allgemeine Zeitung Nr. 11, S. 4.
Kelle B. 2019–05–06. Die Enteignung des Körpers. In: Die Welt Nr. 104, S. 3.
Klapsa K. 2020–01–17. Was bedeutet Selbstbestimmung? In: Die Welt Nr. 14, S. 4.
KLU. 2019–08–16. Ex-Minister gegen Spahn. In: Süddeutsche Zeitung Nr. 188, S. 6.
KNA. 2018–09–07. Merkel unterstützt Spahn. In: Süddeutsche Zeitung Nr. 206, S. 6.
KNA. 2018–10–17. Bessere Infos zur Organspende. In: Süddeutsche Zeitung Nr. 239, S. 5.
Knoche M. 2020–01–09. Spenden im Tod geht nicht. In: Die Tageszeitung Ausgabe 12131, S. 12.
Knoepffler N. 2007. Das Prinzip der Menschenwürde – Handlungsoptionen für eine verantwortungsvolle Politik der Zukunft. In: Zehetmair H, Hrsg. Politik aus christlicher Verantwortung. VS Verlag für Sozialwissenschaften, S. 189–206.
Knoepffler N. 2010. Angwandte Ethik. Ein systematischer Leitfaden. UTB (Böhlau): Köln.
Knoepffler N. 2021. Den Hippokratischen Eid neu denken: Medizinethik für die Praxis. Alber.

Knoepffler N, Settmacher U. 2020–01–08. Die geringere Zumutung. In: Frankfurter Allgemeine Zeitung Nr. 6, S. 9.

Lauterbach K, Nüßlein G, Sitte P, Spahn J, Abercron Mv, Albani S, Amthor P, Annen N, Arndt-Brauer I, Auernhammer A, Aumer P, Bahr U, Nezahat B 2019. Entwurf eines Gesetzes zur Regelung der doppelten Widerspruchslösung im Transplantationsgesetz. Drucksache 19/11096. Online verfügbar unter http://dip21.bundestag.de/dip21/btd/19/110/1911096.pdf, zuletzt eingesehen am 16.08.2022.

Lemme A, Löhr W. 2020–01–14. Sollen wir alle Organspender*innen sein? In: Die Tageszeitung Ausgabe 12135, S. 1.

Liebram C. 2019–05–16. »Wir stellen uns einen Leichnam einfach anders vor«. In: Die Welt, Nr. 113, S. 24.

Ludwig K. 2018–09–04. Beifall für Spahns Vorschlag zur Organspende. In: Süddeutsche Zeitung Nr. 203, S. 1.

Ludwig K. 2018–09–10. Eine Frage des Gewissens. In: Süddeutsche Zeitung Nr. 208, S. 5.

Ludwig K. 2018–11–29. Spahn verteidigt Widerspruchslösung. In: Süddeutsche Zeitung Nr. 275, S. 5.

Ludwig K. 2019–04–02a. Eine Frage des Gewissens. In: Süddeutsche Zeitung Nr. 78, S. 4.

Ludwig K. 2019–04–02b. Spahn will Organentnahmen erleichtern. In: Süddeutsche Zeitung Nr. 78, S. 1.

Ludwig K. 2019–04–20a. Was Schweigen bedeutet. In: Süddeutsche Zeitung Nr. 93, S. 8.

Ludwig K. 2019–04–20b. Familiensache. In: Süddeutsche Zeitung Nr. 93, S. 4.

Ludwig K. 2019–05–07. Reden, beraten, ermutigen. In: Süddeutsche Zeitung Nr. 105, S. 5.

Ludwig K. 2019–06–27. Schicksalsfragen. In: Süddeutsche Zeitung Nr. 146, S. 6.

mali. 2018–11–23. Nach Rekordtief wieder mehr Organspenden. In: Frankfurter Allgemeine Zeitung Nr. 273, S. 8.

mas. 2018–09–05. Kritik aus der Union an Spahns Vorstoß zur Organspende. In: Frankfurter Allgemeine Zeitung Nr. 206, S. 17.

mas./eis. 2018–09–04. Organspende soll zur Regel werden. In: Frankfurter Allgemeine Zeitung Nr. 205, S. 17.

Maurer M. 2017. Agenda-Setting. 2 Aufl. Baden-Baden: Nomos Verlagsgesellschaft mbH & Co. KG.

Mayring P. 2015. Qualitative Inhaltsanalyse Grundlagen und Techniken. 12., überarbeitete Aufl.: Beltz.

Müller R. 2018–09–29. Organspende für die Gemeinschaft? In: Frankfurter Allgemeine Zeitung Nr. 227, S. 1.

oll. 2018–11–29. Widerspruch reicht nicht. In: Frankfurter Allgemeine Zeitung Nr. 278, S. 8.

oll. 2019–04–02a. Gesetz zur Neuregelung der Organspende vorgestellt. In: Frankfurter Allgemeine Zeitung Nr. 78, S. 1.

oll. 2019–04–02b. Wahl oder Pflicht? In: Frankfurter Allgemeine Zeitung Nr. 78, S. 2.

oll. 2019–06–27. Ohne Bevormundung. In: Frankfurter Allgemeine Zeitung Nr. 146, S. 8.
oll. 2019–08–16. Kritik an Spahns Zustimmungslösung bei Organspenden. In: Frankfurter Allgemeine Zeitung Nr. 189, S. 2.
Pfaff J. 2019–02–09. »Frauen fühlen sich stärker verantwortlich«. In: Die Tageszeitung Ausgabe 11854, S. 22.
Piper N. 2018–09–14. Leben und Tod. In: Süddeutsche Zeitung Nr. 212, S. 16.
Plickert P. 2018–09–17. Wem gehören die Organe? In: Frankfurter Allgemeine Zeitung Nr. 216, S. 16.
Prantl H. 2018–09–04. Am Ende der Laufzeit. In: Süddeutsche Zeitung Nr. 203, S. 4.
Prantl H. 2019–01–02. Autonomie, auch im Sterben. In: Süddeutsche Zeitung Nr. 1, S. 4.
Prantl H. 2019–10–05. Letzte Dinge. In: Süddeutsche Zeitung Nr. 230, S. 5.
Rahmsdorf I. 2018–09–10. Ausgeliefert. In: Süddeutsche Zeitung Nr. 208, S. 3.
Rasche O, Dowideit A. 2018–09–04. Wem gehört Ihr Herz? In: Die Welt Nr. 206, S. 1.
Rosenfeld D. 2020–01–15. Mit Herz und Verstand. In: Die Welt Nr. 12, S. 1.
Rossbach H. 2020–01–17. Über Sterben und Leben. In: Süddeutsche Zeitung Nr. 13, S. 6.
Roth J. 2019–04–03. Freiheit – aber zu welchem Preis? In: Die Tageszeitung Ausgabe: 11899, S. 12.
Sahm S. 2018–10–30. Die Leerstelle in Spahns Debatte. In: Frankfurter Allgemeine Zeitung Nr. 252, S. 14.
Sahm S. 2019–04–18. Der Tod schlägt Funken. In: Frankfurter Allgemeine Zeitung Nr. 92, S. 11.
Sahm S. 2019–09–23. Wem gehört mein Körper – und warum? In: Frankfurter Allgemeine Zeitung Nr. 221, S. 6.
Schaaf J. 2019–06–01. »Ja, ich stelle meine Organe zur Verfügung«. In: Frankfurter Allgemeine Zeitung Nr. 126, S. 7.
Schemmel G, Schirrmeister B. 2019–06–25. »Schweigen darf nicht Zustimmung bedeuten«. In: Die Tageszeitung Ausgabe 11965, S. 3.
Schmoll H. 2018–11–29. Zwang zur Entscheidung? In: Frankfurter Allgemeine Zeitung Nr. 278, S. 4.
Schmoll H. 2019–01–18. Mehr Zeit und Feinfühligkeit. In: Frankfurter Allgemeine Zeitung Nr. 15, S. 4.
Schmoll H. 2019–03–30. Im Zweifel für den Widerspruch. In: Frankfurter Allgemeine Zeitung Nr. 76, S. 2.
Schmoll H. 2019–06–27. Wie viel Druck darf bei der Organspende ausgeübt werden? In: Frankfurter Allgemeine Zeitung Nr. 146, S. 2.
Schmollack S. 2020–01–18. Kein neues Organ. In: Die Tageszeitung Ausgabe 12139, S. 3.
Schulte U. 2020–01–17. Eine Herzenssache. In: Die Tageszeitung Ausgabe 12138, S. 3.
Schwilden F. 2019–04–06. Leben dank fremder Organe. In: Die Welt Nr. 82, S. 8.

Schwinn M. 2018–12–28. »Der Brustkorb hebt und senkt sich«. In: Süddeutsche Zeitung Nr. 298, S. 5.
Schwinn M. 2019–01–02. Spenden, für das Leben. In: Süddeutsche Zeitung Nr. 1, S. 4.
Schwinn M. 2019–06–27. Abgeordnete ringen um Organspende-Gesetz. In: Süddeutsche Zeitung Nr. 146, S. 1.
Spahn J. 2018–09–06. Organspende – eine nationale Aufgabe. In: Frankfurter Allgemeine Zeitung Nr. 207, S. 10.
Steiner C. 2018–09–24. »Es gibt ein Organ für Sie«. In: Süddeutsche Zeitung Nr. 220, S. 2.
Süddeutsche Zeitung. 2020–01–18. Vernünftige Entscheidung zur Organspende. In: Frankfurter Allgemeine Zeitung Nr. 15, S. 2.
Sudholt E. 2019–03–09. Vier Leben nach dem Tod. In: Die Welt Nr. 58, S. 8.
SZ. 2020–01–11. Bewusstes Nein oder bewusstes Ja. In: Süddeutsche Zeitung Nr. 8, S. 8.
Tolmein O. 2018–09–04. Spahn organisiert die Debatte. In: Frankfurter Allgemeine Zeitung Nr. 205, S. 9.
Tran J. 2019–12–27. Der Bundestag entscheidet im Januar über neue Organspende-Regeln. In: Die Tageszeitung Ausgabe 12121, S. 5.
Trauschel A, Bergemann T. 2020–01–24. Organspende, weiter gedacht. In: Die Welt Nr. 20, S. 2.
Truscheit K. 2018–09–08. »Für ein Nein reicht ein Zettel im Geldbeutel«. In: Frankfurter Allgemeine Zeitung Nr. 209, S. 8.
Vereinte Nationen 1948. Allgemeine Erklärung der Menschenrechte. Online verfügbar unter https://www.un.org/depts/german/menschenrechte/aemr.pdf, zuletzt eingesehen am 16.08.2022.
von Randow G. 2019–10–17. Wem gehört mein Körper? In: Die Zeit Nr. 43, S. 43.
Westfälische Nachrichten (Münster). 2019–04–03. Kein Politiker darf bei der Organspende hineinreden. In: Frankfurter Allgemeine Zeitung Nr. 79, S. 2.

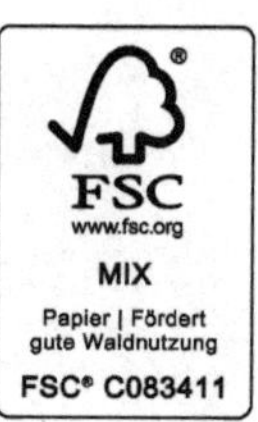

Zeitfracht Medien GmbH
Ferdinand-Jühlke-Straße 7
99095 Erfurt, Deutschland
produktsicherheit@kolibri360.de